Brigitte Bräutigam
Feine Seifen und Badeöle selbst gemacht

Bildnachweise:
Fotos auf den Seiten 63–82, 91–93, 95, 96, 98–100, 102, 104–109, 111, 112, 114–116, 118, 119, 121, 122, 125–128:
© Karl Pfeiffer, Werbeagentur Focus, Nürnberg, www.studio-focus.de
Bildagentur Fotolia: Cupuacu, © Altair de Bruin (S. 31 Mitte), Badeperlen mit Orchideenblüte, © Doris Heinrichs (S. 147), Aloe Körperpflege, © HLPhoto (S. 94), Essenzen, Badeöle, © Marina Lohrbach (S. 141, 142, 143)
Bildagentur iStockphoto.com: Fresh Peaches, © Tim Abramowitz (S. 38 unten), Dairy Products, © Tatjana Baibakova (S. 51), Sesame seeds, © Cristian Baitg (S. 40 unten), Soaps with herbs, © Ivan Bajic (S. 117), Silybum marianum – Mariendistel, © BasieB (S. 31 unten), Ripe Avocado, © Eddie Berman (S. 30 oben), Scented bath salts, © Joe Biafore (S. 55 oben), Fresh summer corn, © Creativeye99 (S. 36 oben), Flower Bath, © Phil Date (S. 137), Hazelnut Background, © egeeksen (S. 33 oben), Raw sheep wool, © esemelwe (S. 57), Lemons, © filonmar (S. 55 unten), Foodstuff, © Tina Fields (S. 34 oben), Almonds, © FotografiaBasica (S. 36 Mitte), Soybeans, © FotografiaBasica (S. 41 unten), Wheat grains, © FotografiaBasica (S. 43 Mitte), Ricinus Communis, © fotolinchen (S. 40 oben), aroma therapy, © Liv Friis-Larsen (S. 45), cannabis indica foliage, © gaspr13 (S. 32 unten), Meditate, © Daniel Gilbey (S. 133), Fancy soap, © Nicola Goddard (S. 87), Lemon scented soap, © Shawn Hempel (S. 110), mangoes in tree, © Benjamin Howell (S. 36 unten), multi colored field of Pot Marigold background, © hsvrs (S. 39 unten), natural soap on mat, © Anna Huchak (S. 101), Grain in a White Ceramic Bowl, © iofoto (S. 39 Mitte), Spa Concept With Lavender, © Gabor Izso (S. 123), Detail of peanuts, © Tomo Jesenicnik (S. 32 oben), Soap on a bed of rose petals, © Knape (S. 120), Walnut, © Piotr Kwiatkowski (S. 43 oben), Apricots, © Lehner (S. 29 oben), True vitamins, © Aga & Miko Materne (S. 60), St. John's Wort, © Marcus Lindström (S. 33 Mitte), Bay Laurel, © Lars Madsen (S. 35 oben), Poto of honey, © Materio (S. 52), Soap, © Kati Molin (S. 3 rechts, 113), Wellness with herbal soap and stones, © Gudrun Münz (S. 97), Fresh grape, © Artiom Muhaciov (S. 42 unten), Canola Bud, © ooyoo (S. 39 oben), Herbal Soap, © Georgina Palmer (S. 14), Hand-made marigaold soap, © Gábor Páll (S. 3 Mitte, 103), Handmade Soaps, © Sondra Paulson (S. 13), Still life of Shea nuts, © Luisa Puccini, (S. 41 oben), Orchid Soap, © Rebecca Picard (S. 89), Soap stack, © Rebecca Picard (S. 9), Colorful powder pigments, © Simon Podgorsek (S. 48), Argan olives, © Luisa Puccini (S. 29 unten), Macadamias, © Sue Riseley (S. 35 unten), Pink wild rose, © Willi Schmitz (S. 43 unten), Lavender spa, © Oksana Shufrich (S. 3 links, 139), Spa, © Kutay Tanir (S. 150), Black olives on wooden surface, © Maria Toutoudaki (S. 37 oben), Sunflowers, © Trout 55 (S. 42 oben), Sunlit honeycomb, © Heinrich Volschenk (S. 31 oben), Golden silk, © Tran The Vuong (S. 61), Coconut palm tree, © webphotographeer (S. 37 unten und S. 38 oben), coco bath, © Joanna Wnuk (S. 34 unten), Pink salt of Hymalayas. mineral, © Joanna Wnuk (S. 54), Jojoba (Simmondsia chinensis), © Anna Yu (S. 33 unten)
Bildagentur Picture Alliance: Babassupalme © picture alliance / Arco Images GmbH / Therin-Weise (S. 30 unten)

Die Deutsche Nationalbibliothek verzeichnet diese Publikation in der Deutschen Nationalbibliografie;
detaillierte bibliografische Daten sind im Internet unter http://dnb.d-nb.de abrufbar.

Umschlagmotive: iStockphoto.com: Lavender and Rosemary, © Rebecca Picard (oben). – Orchid Soap, © Rebecca Picard (links unten). Aroma Therapy, © Damir Cudic (rechts oben). – Soap on a bed of rose petals, © Knape (rechts unten). – Soaps with herbs, © Ivan Bajic (Rückseite oben). – Fancy soap, © Nicola Goddard (Rückseite unten).
Umschlaggestaltung, Satz und Layout: Druckfrei. Dagmar Herrmann, Köln
Printed in Czech Republic 2012
ISBN 978-3-86647-819-0
www.anacondaverlag.de
info@anacondaverlag.de

Brigitte Bräutigam

Feine Seifen & Badeöle selbst gemacht

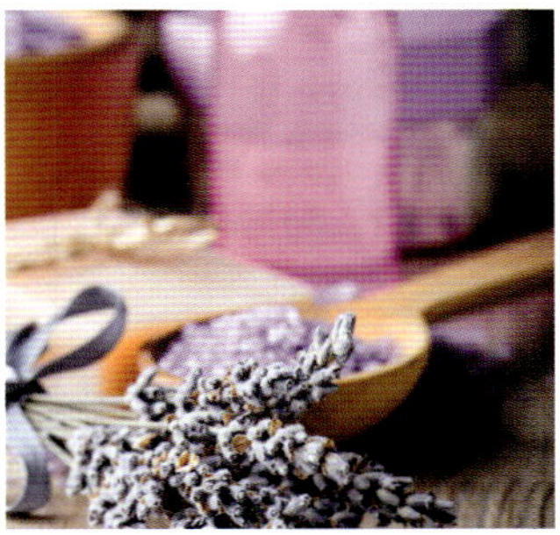
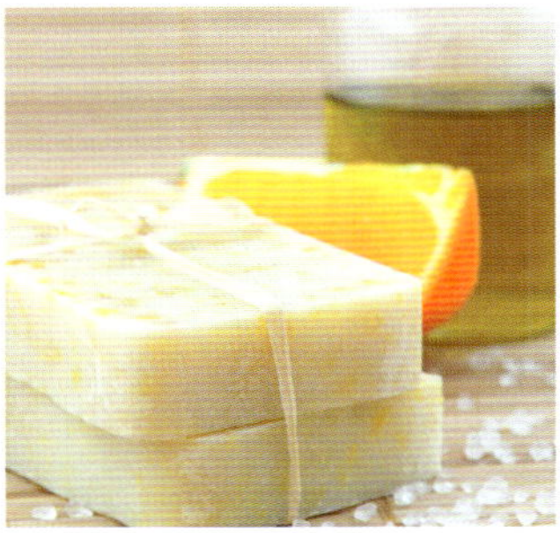
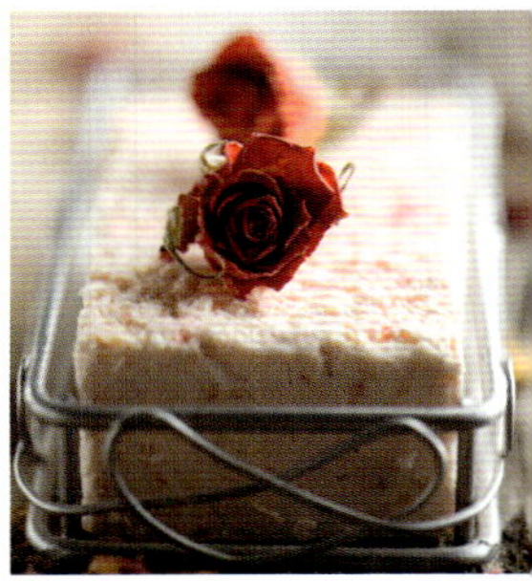

ANACONDA

Vorwort

Seit einigen Jahren findet man sie immer häufiger auf Märkten: handgemachte duftende Naturseifen und bunte Badekosmetik. Bestimmt haben Sie auch schon mal die feinen Seifen, duftenden Badeöle, exklusiven Milchbadepulver und bunten Badekugeln bewundert. Kam da nicht manchmal der Gedanke auf, all die schönen Dinge selber machen zu können? Ab heute können Sie es! Dieses Buch gibt Ihnen das nötige Know-how.

Seifesieden ist ein wunderbares Hobby mit Suchtfaktor! Meine erste Begegnung mit handgemachter Seife hatte ich vor etwa acht Jahren. Eine gute Freundin lud mich zu einem Seifensieder-Workshop ein. Dort wurde ich in die Kunst des Seifesiedens eingeweiht. Ich war fasziniert, was man aus Pflanzenölen, Duft und Farbe alles zaubern kann. Am liebsten hätte ich gleich am nächsten Tag alle meine Ideen in die Tat umgesetzt. Eine Seife mit Schokolade und Sahne wollte ich unbedingt haben, dann eine Ringelblumenseife, eine Gurkenseife, eine Rosenseife und viele mehr. Nach und nach entwickelte ich immer neue Rezepte für Naturseifen und auch Badezusätze, denn ich bade leidenschaftlich gerne.

Meine schönsten Rezepte für Seifen und Badekosmetik habe ich für Sie in diesem Buch aufgeschrieben. Die Seifenrezepte sind gezielt einfach gehalten, damit auch Einsteiger ihre Freude daran haben. Auch die Profis unter Ihnen kommen nicht zu kurz. Sie werden in diesem Buch bestimmt den einen oder anderen wertvollen Tipp für sich nutzen können. Ich bin davon überzeugt, dass Sie genau so viel Spaß beim Sieden und Mixen haben werden wie ich beim Schreiben.

Ihre Brigitte Bräutigam

Geschichtliche Entwicklung der Seifenherstellung

Das Seifesieden hat eine sehr lange Tradition. Erste Hinweise dazu finden sich bei den Sumerern (2.500 v. Ch.). Sie erkannten, dass eine Mischung aus Fett und Pflanzenasche besondere Eigenschaften hat. Später übernahmen die Ägypter und Griechen die Anleitungen der Sumerer zur Seifenherstellung. Die reinigende Wirkung der Seife wurde allerdings erst von den Römern entdeckt. Der Begriff »Seife sieden« stammt aus dieser Zeit, denn damals wurden Fette und Pflanzenasche tatsächlich gekocht. Im 7. Jahrhundert verkochten die Araber erstmals Öl und Lauge und schufen damit eine Seife, wie wir sie heute kennen. Dieses Wissen verbreitete sich rasch in ganz Europa. Die späteren Zentren der Seifensieder waren vor allem Spanien und Frankreich.

Die Körperreinigung war im Mittelalter ein wichtiges Thema. Der Besuch von Badehäusern war bis zum Ausbruch von Pest und Cholera sehr beliebt, da er die einzige Möglichkeit zur Körperwaschung bot. Badezimmer, so wie wir sie heute kennen, standen für das einfache Volk nicht zur Verfügung. Da die Menschen befürchteten, sich bei gemeinschaftlichen Körperwaschungen anstecken zu können, verzichteten sie darauf, sich zu reinigen. Dies hatte zur Folge, dass die Seife ihre Bedeutung verlor. Erst im 17. Jahrhundert erlebte die Nutzung von Seife unter König Ludwig XIV. eine neue Blütezeit. Er holte die besten Seifensieder nach Marseille und erließ im Jahr 1688 ein Reinheitsgebot für Seife. Eine hochwertige Seife musste demnach mindestens 72 Prozent reine Öle enthalten. Bis heute ist die »Savon de Marseille«, die echte Marseiller Seife, weltbekannt. Auch aus dem arabischen Raum kennen wir eine berühmte Seifenrezeptur. In Syrien, in der Region Aleppo, wird heute noch nach alter Tradition die echte »Alepposeife« hergestellt. Eine grüne, feste Seife aus Oliven- und Lorbeeröl.

Zu Beginn des 20. Jahrhunderts wurde das Seifensiederhandwerk immer mehr von der industriellen Seifenherstellung verdrängt. Es entstanden Fabriken der großtechnischen Herstellung aller kosmetischen Produkte. Erst in den 1970er Jahren wandelte sich nach und nach das Gesundheitsbewusstsein der Verbraucher. Seit dieser Zeit geht der Trend verstärkt in Richtung Naturkosmetik. Heute hat der Naturkosmetiksektor bereits einen Marktanteil von knapp 10 Prozent erobert.

GRUNDLAGEN: NATURSEIFE SIEDEN

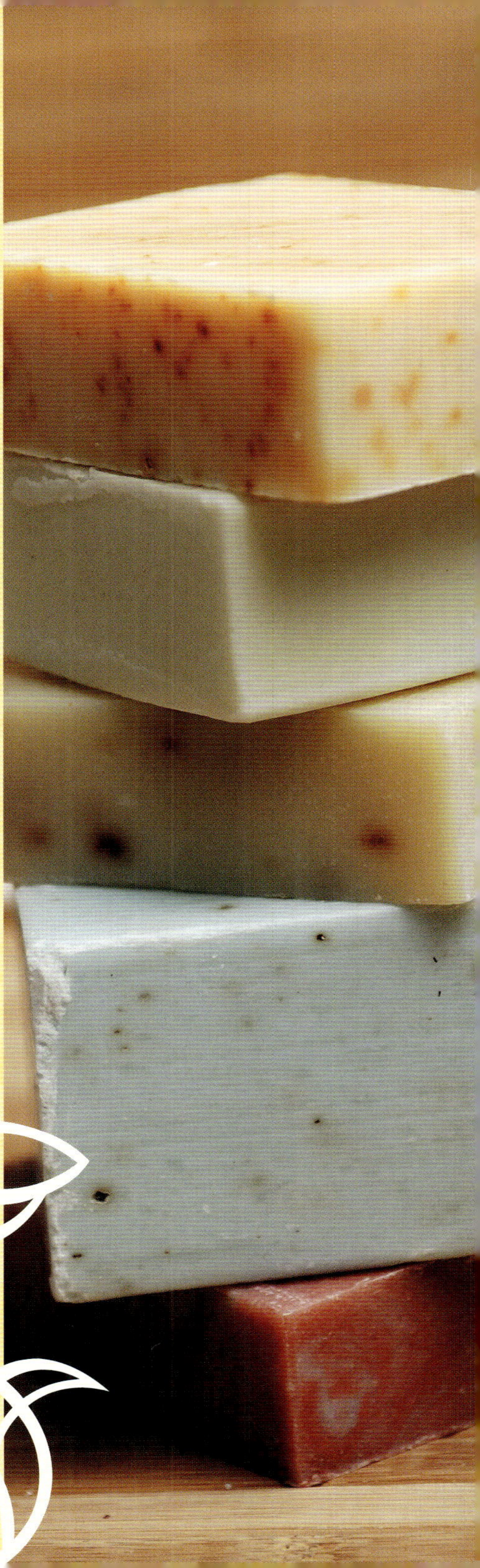

Was ist Seife?

Seife entsteht durch chemische Prozesse. Das Sieden von Seife ist umso spannender, wenn man sich mit den chemischen Grundlagen vertraut macht und weiß, warum man welche Schritte unternimmt und was bei der Seifenherstellung eigentlich passiert. Seife ist, chemisch betrachtet, ein natürliches Tensid. Dies ist eine Substanz, die aus zwei nicht mischbaren Flüssigkeiten (Öl und Wasser) eine Emulsion entstehen lässt. Die Seife besteht aus einer Mischung verschiedener Alkalisalze von Fettsäuren mit unterschiedlicher Kettenlänge. Tenside können die Oberflächenspannung einer Flüssigkeit oder die Grenzflächenspannung zweier Phasen herabsetzen. Diese Eigenschaft verdanken sie der Tatsache, dass sie über eine wasserabweisende Kohlenwasserstoffkette und einen wasseranziehenden Teil verfügen. Seifen sind in Wasser nicht wirklich löslich, sie bilden sogenannte Mizellen.

Mizellen sind kugelförmige, molekulare Aggregate (Aggregation = Zusammenballung, Verklumpung) aus oberflächenaktiven bzw. amphiphilen chemischen Verbindungen. Sie bilden sich spontan in einem Dispersionsmedium, z. B. in Wasser. Dabei richten sich die hydrophilen Köpfe zu den angrenzenden Wassermolekülen aus und die lipophilen Schwänze lagern sich zusammen und bilden gemeinsam eine eigene Phase. Durch die Ladung, die auf den Teilchen sitzt, wird eine Zusammenballung der Mizellen verhindert. Die Ladung beeinflusst auch die Haupteigenschaften eines Tensids. Solche, die vorwiegend emulgierend wirken, werden als »Emulgatoren« bezeichnet. Andere dispergieren, benetzen oder schäumen besser. Sie werden daher Detergenzien oder Tenside genannt. Tenside werden aufgrund ihrer elektrischen Ladung in anionische, nicht ionische, amphotere und kationische Tenside unterschieden. Nicht ionische Tenside tragen keine Ladung, sie zeichnen sich durch gute Hautverträglichkeit aus. Amphotere Tenside sind im hydrophilen Teil sowohl negativ als auch positiv geladen. Sie werden daher auch als »zwitteronische Tenside« bezeichnet. Sie wirken, je nach pH-Wert der Formulierung kationisch oder anionisch. Kationische Tenside sind im hydrophilen Teil positiv geladen. Sie gelten allgemein als schleimhautreizend. In konventionellen Kosmetikprodukten findet man sie vorwiegend in Haarspülungen und Haarkuren. Anionische Tenside sind im hydrophilen Teil negativ geladen. Sie zeichnen sich durch besonders gute Reinigungskraft und ein ausgezeichnetes Schaumbildungsvermögen aus. Zur Gruppe der anionischen Tenside gehört auch die Naturseife.

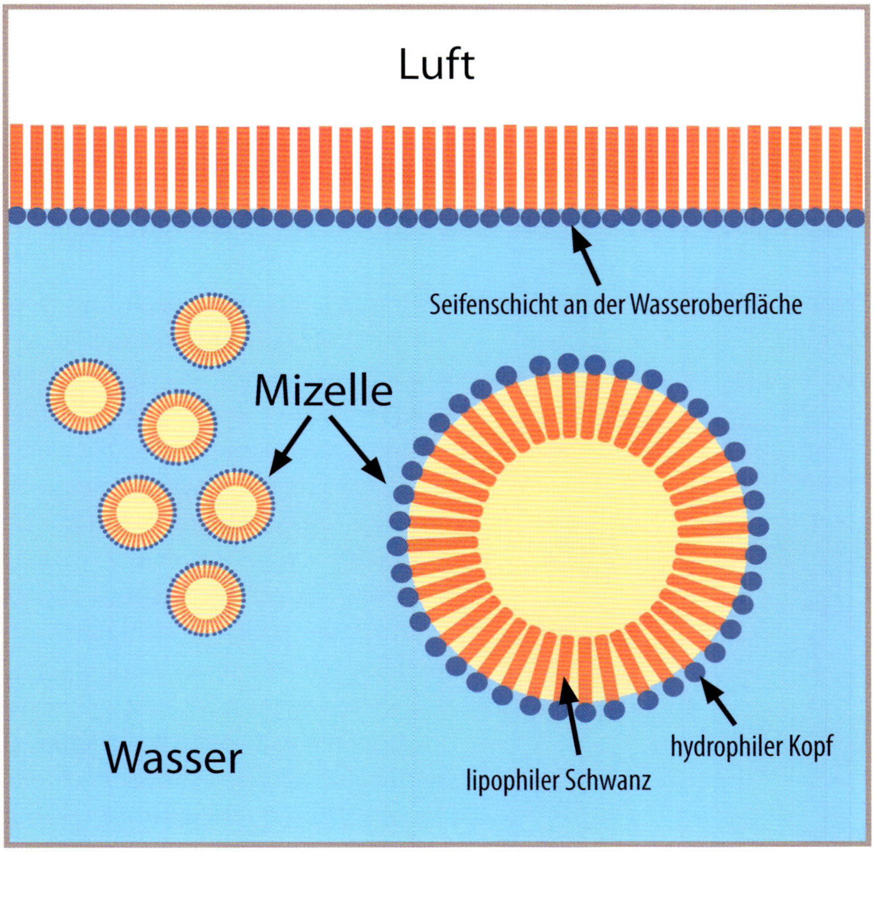

Die Unterschiede von Kernseife, Feinseife und Naturseife

Bei der ursprünglichen handwerklichen Herstellung von Kern- und Feinseifen wurden Fette und Öle mit Alkalilaugen zu einem Seifenleim verkocht. Anschließend wurde den Seifen reichlich Wasser und Kochsalz beigemengt. Da die Seifen im Salzwasser unlöslich sind, scheidet sich der Seifenkern (Kernseife) an der Oberfläche ab. Dieses Trennungsverfahren nennt man Aussalzung. Der oben schwimmende Seifenkern wurde abgeschöpft, getrocknet und gepresst. Die so entstandenen Kernseifen wurden in der Regel zum Waschen von Körper und Kleidung verwendet. Das bei diesem Prozess frei gewordene wasserlösliche Glycerin wurde durch Destillation vom Wasser getrennt und anderweitig verarbeitet.
Die so genannte Feinseife wird aus Kernseife gewonnen, indem diese mit hautpflegenden Ölen, Glycerin, Düften und Farbe angereichert wird.

Die heutige industrielle Seifenherstellung hat nur noch wenig mit dem früheren Seifensiedehandwerk gemeinsam. Bei großtechnischen Prozessen werden zunächst die Fette durch Hydrolyse mit Wasserdampf in freie Fettsäuren und Glycerin aufgespalten. Das Glycerin wird dabei gleich abgetrennt und anderweitig vermarktet. Die Fettsäuren werden nun mit siedender Lauge vermengt. Dabei reagieren sie zu Alkalisalzen, sprich: Seife. Dieser Seifenkern enthält noch ca. 30 Prozent Wasser. Er wird zunächst abgekühlt, getrocknet und gepresst, um anschließend weiter verarbeitet zu werden. Ein geringer Teil der Kernseife wird mit Düften versetzt und gelangt so in den Handel. Der größte Teil jedoch wird zu Feinseife weiter verarbeitet. Die getrocknete Kernseife wird in einer Mischmaschine mit Duftstoffen, Lipi-

Schematische Darstellung der einzelnen Moleküle nach der Verseifung

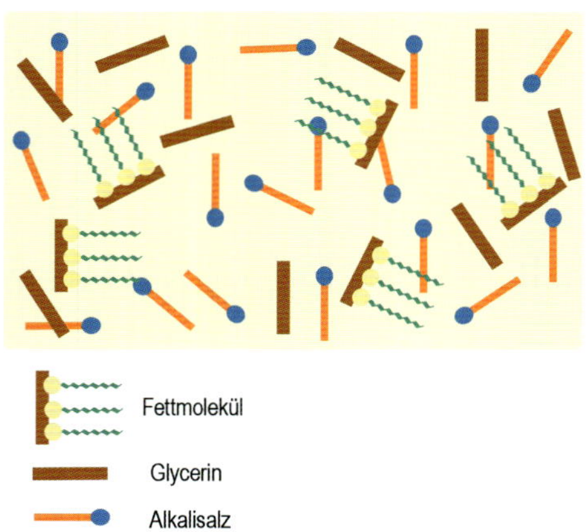

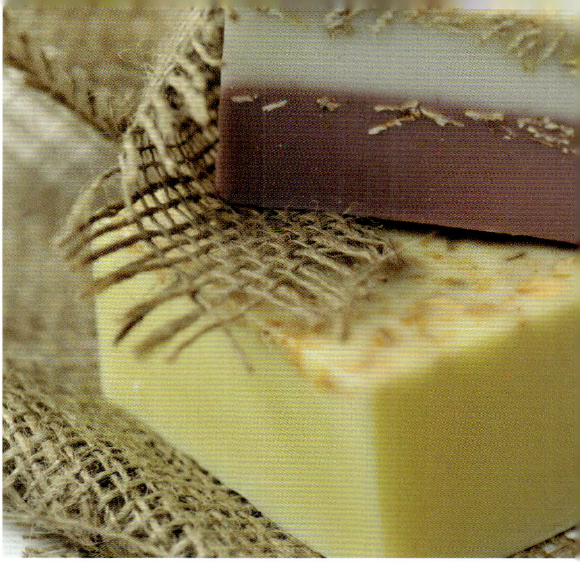

den, Farbstoffen und weiteren Zutaten vermengt und so lange verrieben, bis eine gleichmäßige Masse entstanden ist. Anschließend wird die Seifenmasse in lange Stränge gepresst, in Stücke geschnitten und durch Schlagpressen in Form gebracht. Feinseife ist also nichts anderes als mit Pflegestoffen angereicherte Kernseife. Typische Inhaltsstoffe dieser Seifen sind: Sodium Tallowate (verseifter Rindertalg), Sodium Cocoate (verseiftes Kokosfett), Sodium Palm Kernelate (verseiftes Palmkernfett), Aqua (Wasser), Glycerin (Glycerin), Parfum (Parfümstoffe), Octyldodecanol (Emolliens, Lösungsmittel, Rückfetter), Sodium Chloride (Salz), Sodium Thiosulfate (Konservierungsstoff), Prunus dulcis (Mandelöl), Tetrasodium Etidronate (Chelatbildner, Emulsionsstabilisator, Viskositätsregler), Lanolin Alcohol (Wollwachsalkohol als Emulgator und Emolliens), Methyl Benzoate (Konservierungsstoff).

Für die Herstellung von Naturseifen benötigt man nicht so viele verschiedene Rohstoffe. Die Hauptbestandteile sind Pflanzenöle, Natriumhydroxid und destilliertes Wasser. Beim traditionellen Kaltverfahren werden Öle und Fette, vorzugsweise pflanzlicher Herkunft, mit Natronlauge bei niedriger Temperatur vermischt und in Formen gegossen. Durch chemische Reaktion von Fett und Natriumhydroxid wird Wärme freigesetzt. Sie beschleunigt die Aufspaltung der Triglyceride und die Umwandlung der Fettsäuren in Natriumsalze. Wenn der größte Teil der Verseifung nach einigen Stunden abgeschlossen ist, kühlt die Seife langsam ab und wird fest. Die Seife kann zwar nun aus den Formen geholt werden aber der Verseifungsprozess ist zu diesem Zeitpunkt noch nicht vollständig abgeschlossen. Er dauert etwa 4 bis 6 Wochen, je nach dem wie heftig die chemische Reaktion in den ersten Stunden war. Die fertige Naturseife besteht aus den Natriumsalzen der Fettsäuren, Glycerin und Fettmolekülen, die durch den Fettüberschuss nicht verseift werden konnten.

Naturseifen und ihre Wirkung auf die Haut

Naturseifen sind hochwertige Seifen, weil sie das wertvolle Glycerin noch in vollem Umfang enthalten. Chemisch betrachtet ist Glycerin ein dreiwertiger Alkohol. Es ist auch Bestandteil des natürlichen Feuchthaltesystems unserer Haut und ein wichtiger Hydratisierer (feuchtigkeitsbindende Substanz) in kosmetischen Präparaten. Glycerin bindet Wassermoleküle und kann sie in die Haut einschleusen. Dadurch wird die Haut beim Waschvorgang vor zu hohem Feuchtigkeitsverlust geschützt. Die Haut trocknet bei Verwendung glycerinhaltiger Reinigungsmittel weniger aus. Glycerin hat noch eine weitere positive Eigenschaft: es reduziert die hautreizende Wirkung von Tensiden.

Die unverseiften Öle in der Seife dienen als Rückfetter. Sie verhindern die völlige Entfettung der Haut. Dies heißt aber nicht, dass die Haut nach dem Duschen mit überfetteter Seife keiner weiteren Pflege mehr bedarf. Trotz der guten Eigenschaften der Seife sollte die Haut nach dem Waschen den Bedürfnissen entsprechend gepflegt werden. Jedes Reinigungsmittel greift aufgrund seiner Eigenschaften immer in den natürlichen Hydrolipidfilm und den Säureschutzmantel der Haut ein. Dabei spielt es keine Rolle, ob es sich um ein leicht saures, flüssiges Duschgel oder um eine mild alkalische feste Seife handelt.

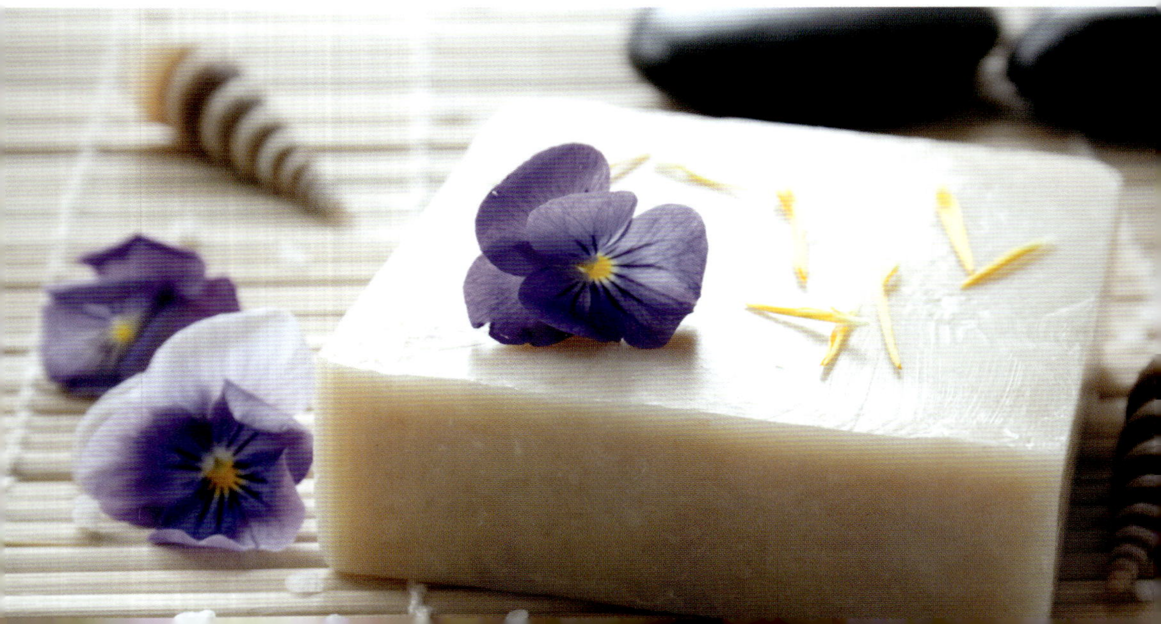

Fachbegriffe aus der Seifenküche kurz erklärt

Natriumhydroxid

Der weiße, geruchlose, kristalline Feststoff ist eine stark alkalische Chemikalie, die grundlegend für die Seifenherstellung ist. Die chemische Formel lautet »NaOH«, die auch allgemein als Abkürzung verwendet wird. Natriumhydroxid, auch Ätznatron, Seifenstein oder kaustisches Soda genannt, darf niemals in die Hände von Kindern gelangen. Für weitere Informationen zu Natriumhydroxid siehe auch Seite 53.

Verseifung

Der Begriff »Verseifung« bezeichnet die Spaltung eines Esters durch ein Hydroxid. Als Produkt erhält man Alkohol und die Salze der Säure, aus denen der Ester bestand. Natürliche Ester sind zum Beispiel Fette und Öle, die chemisch betrachtet aus einem Glycerinmolekül mit meist drei Fettsäuren bestehen. Mischt man diese Ester mit einer basischen Lösung (z. B. Natriumhydroxid), werden die Esterverbindungen aufgelöst. Bei diesem Vorgang (Hydrolyse) gewinnt man Glycerin und die Alkalisalze der in den Ölen enthaltenen Fettsäuren. Die Alkalisalze werden als »Tensid« oder »Seife« bezeichnet. In der Seifensiederei wird dieser Prozess mit zwei stark ätzenden Chemikalien in Gang gesetzt – Natriumhydroxid und Kaliumhydroxid. Aus Fett und Natriumhydroxid entstehen sogenannte Natriumseifen mit fester Konsistenz. Mischt man Fett und Kaliumhydroxid entstehen Kaliumseifen mit pastöser bis flüssiger Konsistenz, sogenannte Schmierseifen. Die Verseifung läuft unter starker Hitzeentwicklung ab.

Verseifungszahl

Die Verseifungszahl gibt an, wie viel mg Kalilauge (KOH) zur Neutralisation der freien Fettsäuren und zur Verseifung der Ester von einem

Gramm Fett oder Öl notwendig sind. Die Verseifungszahl charakterisiert auch die durchschnittliche Kettenlänge der im Öl enthaltenden Fettsäuren. Eine Verseifungszahl über 200 zeigt an, dass sich das Fett aus vorwiegend kurzkettigen Fettsäuren zusammensetzt (z.B. Kokosöl VZ KOH 252). Bei mittlerer Verseifungszahl (von 180 bis 200) befinden sich vorwiegend mittelkettige Fettsäuren im Öl (z.B. Distelöl VZ KOH 194). Liegt die Verseifungszahl unter 180, befinden sich vorwiegend langkettige Fettsäuren im Fett (z.B. Jojobaöl VZ KOH 93). Zur Bestimmung der Verseifungszahl wird Kalilauge verwendet. Daher ist in den Analysezertifikaten der Hersteller immer die Verseifungszahl für Kaliumhydroxid (VZ KOH) angegeben. Für unsere festen Seifenstücke benötigen wir aber den Verseifungswert für Natriumhydroxid (VZ NaOH). Wir müssen also umrechnen.

Umrechnungsformel:

VZ KOH / 1,40272 / 1000 = VZ NaOH

Beispiel Kokosöl:
252 (VZ KOH) / 1,40272 / 1000 = 0,1797 (VZ NaOH)

Am Ende des Buches finden Sie in Tabelle 2 die Verseifungszahlen für NaOH und KOH der wichtigsten Öle und Fette. Es handelt sich hier um Durchschnittswerte, denn eine exakte Bestimmung der Verseifungszahl kann nur von einem Labor vorgenommen werden und ist in dem zur Charge passenden Analysezertifikat angegeben. Die Verseifungszahl muss für jede Charge separat bestimmt werden, da je nach Ernte und Herkunft der Ölsaaten die Zusammensetzung der Fettsäuren leicht variieren kann. Analysezertifikate sind die Begleitpapiere der Öle und Fette. Sie enthalten neben der Verseifungszahl alle wesentlichen Daten, wie z.B. Fettsäurezusammensetzung, Jodzahl, Säurezahl und Dichte des Öls. Jeder Händler muss sie auf Verlangen vorlegen können.

Überfettung

Bei handgesiedeten Naturseifen werden in der Regel die verwendeten Öle und Fette nicht vollständig verseift. Das heißt, es wird weniger Natriumhydroxid verwendet, als zur vollständigen Verseifung aller Fettsäuren nötig wäre. Dieser Fettüberschuss dient dazu, die Haut vor dem Austrocknen zu schützen. Die Überfettung (ÜF) wird immer in Prozent angegeben. Wie hoch Sie Ihre Seife überfetten, liegt in Ihrem eigenen Ermessen. Üblich sind zwischen 7 und 9 Prozent. Selbstverständlich können Sie auch 10 Prozent und mehr überfetten. Eine hohe Überfettung bringt auch Nachteile mit sich: Je höher der Fettüberschuss, desto weicher wird die Seife, desto geringer ist die Reinigungsleistung und desto schneller kann sie ranzig werden. Weniger als 7 Prozent Überfettung wird vorwiegend nur für Haarseifen gewählt oder wenn Sie die Seife aussalzen möchten, z. B. für Putzseife.

Häufig liest man, dass so genannte »Überfettungsöle« verwendet werden. Diese werden dann meist in den angedickten Seifenleim gegeben. Man geht davon aus, dass sie unverseift als Pflegestoff in der fertigen Seife erhalten bleiben. Wer die Vorgänge während der Verseifung kennt, weiß, dass das nicht stimmen kann. Natriumhydroxid spaltet gnadenlos alle verfügbaren Esterbindungen, die vorhanden sind. Dabei spielt es keine Rolle, zu welchem Zeitpunkt die Öle zugefügt werden. Dieser Prozess läuft so lange, bis das Natriumhydroxid vollständig aufgebraucht ist. Welche Fettsäuren von welchem Öl dann noch im unverseiften Stadium vorhanden sind, kann ein Laie nicht feststellen. Ein wenig anders verhält es sich, wenn Öle und Fette mit hohem Gehalt an unverseifbaren Bestandteilen verwendet werden, wie z. B. unraffinierte Sheabutter oder Jojobaöl. Wie der Name verrät, handelt es sich hier um Pflanzenölbegleitstoffe, die nicht verseift werden können. In diesem Fall könnte man sagen, die Seife ist mit Jojobaöl überfettet. Wobei sich nur die unverseifbaren Anteile in der fertigen Seife befinden und nicht zwangsläufig andere unverseifte Fettsäuren des Jojobaöls. Wird die Seife jedoch ausgesalzen und daraus anschließend Feinseife hergestellt, bleiben alle Öle die nach der kompletten Verseifung zugefügt werden, in vollem Umfang erhalten. Nur bei diesem Verfahren kann man von so genannten »Überfettungsölen« sprechen.

Seifenleim

Als Seifenleim oder Rohseife bezeichnet man die dickflüssige, homogene Masse (Emulsion) aus Pflanzenölen und Lauge (NaOH und Wasser). Alle kalt- oder heiß gesiedeten Seifen, bei denen das Glycerin nicht abgetrennt wird, nennt man daher auch Leimseifen. Nicht nur die reine Lauge, auch der Seifenleim ist stark ätzend und kann auf der Haut Wunden verursachen oder Küchenmöbel schädigen.

Marmorierung

Unter Marmorierung versteht man, Teile des Seifenleims mit einer oder mehreren Farben einzufärben und mit Hilfe einer Marmorierungstechnik Farbmuster in die Seife zu bringen. Man unterscheidet zwei Haupttechniken: Die Marmorierung im Topf und die Marmorierung in der Seifenform. Die erste Variante ist die einfachste und daher auch für Einsteiger geeignet. Für die Marmorierung in der Form gibt es unzählige Techniken, sie hier alle ausführlich zu beschreiben, würde den Rahmen des Buches sprengen. Als Beispiele nenne ich hier nur die wichtigsten: Swirl-Technik, Löffeltechnik, Schichttechnik, Oberflächen-Swirl, durchgängiger Swirl und viele mehr. Unter »Tipps und Tricks« (Seite 82) finden Sie Anleitungen dazu.

Gelphase

Als Gelphase bezeichnet man die heiße Phase der Verseifung. Die chemische Reaktion von Triglyceriden und Natriumhydroxid läuft unter starker Hitzeentwicklung ab. Dadurch verändert die Rohseife ihr Aussehen von einer opaken Emulsion zu einer fast durchscheinenden, gelähnlichen Masse, die manchmal sogar fast flüssig wird. Aufgrund dieser gelähnlichen Struktur wird dieses Verseifungsstadium »Gelphase« genannt. Die Gelphase erfolgt beim Kaltverfahren von der Mitte nach außen. So kommt es häufig vor, dass die Ecken und äußeren Ränder der Seife nicht erfasst werden. Vor allem flache, breite Formen begünstigen eine ungleichmäßige Gelphase. Die fertige Seife zeigt dann im Inneren einen dunkleren Kern und am Rand ist sie etwas heller. Keine Gelphase tritt ein, wenn der Seifenleim zu schnell abkühlt. Bei der Heißverseifung, die im Topf stattfindet, zeigt sich die beginnende Gelphase im äußeren Bereich und breitet sich zur Mitte hin aus.

Verseifungsverfahren: kalt (CP) und heiß (OHP)

Seifen entstehen durch zwei verschiedene Prozesse. Die häufigste Art der Verseifung ist das Kaltverfahren – Cold Process (CP). Das heißt aber nicht, dass dabei keine Wärme entsteht. Es sagt lediglich aus, dass die Komponenten während des Verseifungsprozesses nicht aktiv erhitzt werden. Beim Kaltverfahren werden Fette und Lauge bei einer Temperatur von ca. 35 bis 40 °C verrührt. Seife, die im Kaltverfahren hergestellt wurde, benötigt eine Reifezeit von mindestens 4 bis 6 Wochen. Vorteile der Kaltverseifung: Die Struktur der Seife ist fein und glatt, der Seifenleim ist flüssiger und lässt sich dadurch einfacher marmorieren. Filigrane Farbgestaltungen sind möglich. Nachteile: Düfte müssen höher dosiert werden und es besteht die Gefahr, dass der Seifenleim schon im Topf durch Zugabe einiger Parfümöle sehr schnell zu dick wird, was Marmorierungen fast unmöglich macht.

Die Heißverseifung – Hot Process oder Oven Hot Process (HP oder OHP), wie sie bei den Hobbysiedern bekannt ist, ist genau genommen kein richtiges Heißverseifungsverfahren. Es handelt sich vielmehr um eine Verseifung im Topf. Bei diesem Herstellungsverfahren müssen Fette und Lauge nicht erst auf 40 bis 35 °C abkühlen. Sie können schon bei 70 bis 80 °C vermischt und im Topf verseift werden. Dazu wird der Topf entweder ins heiße Wasserbad oder in den Backofen gestellt. Die höhere Verarbeitungstemperatur und die Hitze von außen bewirken, dass die chemische Reaktion schneller abläuft und nach dem Erkalten der Seife weitgehend abgeschlossen ist. Beim OHP-Verfahren werden Zutaten wie Honig, Sahne, Duftstoffe, Farbe usw. erst nach dem Verseifungsprozess zugegeben. Vorteile der Heißverseifung: keine Probleme mit Parfümölen, die den Seifenleim schnell andicken lassen. Kein Ammoniakgeruch bei der Verwendung von Milchprodukten. Blüten und Kräuter behalten weitgehend ihre Farben. Keine Überhitzung des Seifenleims durch zuckerhaltige Additive. Eine Reifezeit, wie bei kalt gesiedeten Seifen, ist nicht nötig. Heiß gesiedete Seifen benötigen lediglich eine Trockenzeit von 1 bis 2 Wochen. Nachteile der Heißverseifung: Die Seifenstücke haben eine rustikalere Struktur und manchmal auch kleine Luftlöcher. Filigrane Marmorierungsmuster sind nicht möglich.

Isolieren

Unter »Isolieren« versteht man das Warmhalten der Rohseife, um den Verseifungsprozess zu unterstützen. Zu diesem Zweck wird die Seifenform meist in dicke Decken und/oder Handtücher gepackt. Dadurch kühlt die Seife nicht so schnell aus und der Verseifungsprozess läuft mit einer guten Gelphase ab, meistens jedenfalls. Eine weitere Art der »Isolierung« besteht darin, die Seifenform in den warmen Backofen zu stellen. Erhitzen Sie hierzu den Backofen auf 50 °C und schalten Sie ihn ab, sobald sie die Seifenform hineinstellen.

Reifezeit

Bei kalt gesiedeten Seifen ist nach dem Erkalten der Seifenmasse der Verseifungsprozess noch nicht vollständig abgeschlossen. Es befindet sich zwar kein freies Natriumhydroxid mehr in der Seife aber zu diesem Zeitpunkt sind noch nicht alle Fettsäuren in Alkalisalze umgewandelt. Der Reifeprozess dauert etwa 4 bis 6 Wochen. Der pH-Wert von frisch gesiedeter Seife beträgt ca. 11 bis 12. Dieser hohe pH-Wert würde die Haut auf Dauer schädigen. Deshalb wird die Seife zum Reifen bei Raumtemperatur auf Holzregale oder Ähnliches gelegt. Während der 4 bis 6-wöchigen Reifezeit sinkt der pH-Wert der Seife kontinuierlich und erreicht nach Abschluss des Verseifungsprozesses ca. 8 bis 9. Während dieser Zeit verdunstet auch überschüssiges Wasser, dadurch wird die Seife fester. Je weiter der Verseifungsprozess fortschreitet, desto mehr Alkalisalze werden gebildet und desto besser entwickeln sich Waschkraft und Schaumvolumen. Gute Seife braucht ihre Zeit und die Geduld der Siederin bzw. des Sieders.

Sodaasche

Sodaasche ist ein flaumiger, pudriger Belag, der sich auf der Seife bilden kann. Meiner Erfahrung nach entsteht er vorwiegend dann, wenn während der ersten 24 Stunden die Rohseife mit Sauerstoff Kontakt hatte. Selbst wenn dieser Belag nicht von Anfang an sichtbar ist, kann er sich auch noch später ausbilden und verstärken. Um den Sauerstoffkontakt weitgehend zu unterbinden, decke ich die Seifenform immer mit Frischhaltefolie gut ab. Sodaasche ist allerdings kein Anzeichen für schlechte Seife, sondern nur ein optisches Problem, das sich rasch beheben lässt. Sollte sich auf Ihrer Seife Sodaasche bilden, schneiden Sie diese Schicht nach dem Verseifungsprozess mit einem Messer ab.

Kalkseifen

Im Leitungswasser sind Calcium- und Magnesiumionen vorhanden. Diese bilden beim Waschen mit Seife Calcium- und Magnesiumsalze, die sogenannten Kalkseifen. Je härter das Wasser ist, desto mehr dieser Metallsalze bilden sich und desto geringer wird die Waschkraft und das Schaumbildungsvermögen der Seife. Kalkseifen sind hydrophob (wasserabweisend) und daher in Wasser schwer löslich. Sie setzen sich als gräulicher Belag in der Dusche und im Waschbecken ab. Mit Wasserenthärtern und Kalklösern wie z. B. Zitronensäure oder Essig lassen sich diese Ablagerungen leicht entfernen. Diese Ablagerungen sind übrigens auch ein Grund, weswegen nach der Haarwäsche mit Seife eine saure Spülung empfohlen wird. Die Säure löst die Kalkseifen aus den Haaren und verhindert die Bildung eines Grauschleiers. Wegen dieser unschönen Nebenerscheinungen werden heute vorwiegend synthetisch hergestellte waschaktive Substanzen zum Duschen und Haare waschen verwendet. Flüssige Detergentien und Syndetseifen (seifenfreie, feste Waschstücke) bilden wenig bis keine Kalkseifen.

Wichtige Instrumente: Seifenrechner

Berechnung der Laugenmenge

Jedes Seifenrezept verwendet andere Öle und in unterschiedlicher Gewichtung. Da die Verseifungszahlen der Pflanzenöle nicht alle gleich sind, muss Natriumhydroxid bei jeder Änderung im Rezept neu berechnet werden. Sie haben nun die Möglichkeit, sich diverser Seifenrechner im Internet zu bedienen oder selbst zu rechnen. Die Seifenrechner sind einfach in der Handhabung und funktionieren sehr zuverlässig, können aber manchmal aus technischen Gründen nicht erreichbar sein. Da ist es immer gut zu wissen, wie man es selber ausrechnen kann. Außerdem sollte jede Seifensiederin, jeder Seifensieder wissen, wie diese Onlinerechner arbeiten und welche Berechnungsformel zugrunde liegt. Später kann man sich das Seifensiederleben immer noch mit Hilfsmitteln erleichtern. Wenn Sie die verschiedenen Online-Seifenrechner testen, kann es sein, dass Sie unterschiedliche Ergebnisse erhalten. Sie rechnen zwar alle mit den gleichen Formeln, jedoch nicht unbedingt mit den gleichen Mittelwerten der Verseifungszahlen. Das ist aber nicht weiter schlimm, denn durch die Überfettung sind Sie immer auf der sicheren Seite. Entscheiden Sie sich deshalb für einen dieser Rechner oder die Tabellen in diesem Buch und bleiben Sie dann dabei.

Die Berechnung der NaOH-Menge ist ganz einfach. Sie benötigen dazu die Tabelle 2: »Verseifungszahlen der Pflanzenöle« im Anhang des Buches, einen Taschenrechner, Schreibzeug und die Berechnungsformel. Da die meisten Feinwaagen eine Teilung von maximal 0,1 g anzeigen, rechnen wir mit nur einer Nachkommastelle.

Formel zur Berechnung der NaOH-Menge mit Fettüberschuss:

Menge Öl * VZ NaOH – (ÜF-Anteil NaOH) = Menge NaOH

Beispiel:
Sie möchten eine Seife aus 500 g Kokosöl herstellen, die mit 8 % überfettet ist. Berechnen Sie zunächst die benötigte NaOH-Menge für die komplette Verseifung: 500 g Kokosöl * VZ 0,1797 = 89,8 g NaOH

Sie möchten das Öl aber nicht komplett verseifen, sondern es sollen 8 % unverseifte Fettsäuren in der Seife erhalten bleiben. Reduzieren Sie also die NaOH-Menge um 8 %, indem Sie zuerst ermitteln, wie viel Gramm 8 % der NaOH-Menge sind: 89,8 g NaOH * 8 % ÜF = 7,184 g NaOH

Ziehen Sie dieses Ergebnis von der NaOH-Menge ab:
89,8 g NaOH – 7,184 g NaOH = 82,6 g NaOH (gerundet)

Um 500 g Kokosöl mit 8 % Fettüberschuss zu verseifen benötigen Sie also 82,6 g NaOH.

Führen Sie diese Berechnung mit allen in Ihrem Rezept enthaltenen Ölen und Fetten durch und addieren Sie zum Schluss die NaOH-Mengen. Sollte Ihre Waage keine Nachkommastellen anzeigen, runden Sie immer ab. Für die Haut ist eine geringfügig höhere Überfettung besser, als eine zu niedrige.

Berechnung der Wassermenge

Die Berechnung der Flüssigkeitsmenge Ihrer Seife kann auf zwei verschiedenen Wegen erfolgen. Sie können das Gesamtgewicht der verwendeten Fette als Berechnungsgrundlage definieren, oder das Gewicht des benötigten Natriumhydroxids. Viele Seifensieder und Seifensiederinnen orientieren sich am Gesamtgewicht der Fettmenge und nehmen etwa ein Drittel davon an Wasser. Für mich ist diese Berechnung nicht nachvollziehbar, daher habe ich beschlossen, den Flüssigkeitsbedarf aufgrund der benötigten NaOH-Menge zu berechnen. Dies erscheint mir logisch, denn Wasser ist das Medium, in dem Natriumhydroxid gelöst wird. Es löst sich in Wasser ca. 1:1. Das würde bedeuten, dass Sie bei beispielsweise

138 g NaOH genauso viel Wasser benötigen würden. Wenn Sie nur die Mindestmenge an Flüssigkeit verwenden, würde der Seifenleim sehr schnell dick werden. Marmorierungen sind dann kaum mehr möglich.
Möchten Sie jedoch marmorieren oder Parfümöle verwenden, die den Seifenleim schnell andicken lassen, sollten Sie die Wassermenge erhöhen. Nach meinen Erfahrungen ist ein Faktor von 2 bis 2,5 in Bezug auf das NaOH-Gewicht optimal, wenn man mit Farben spielen möchte, wenn man problematische Düfte verwendet und wenn man Peelingsubstanzen wie Kräuter oder Hafer zugeben möchte. Mit reduzierter Wassermenge arbeite ich, wenn ich zusätzlich Flüssigkeit in Form von Milch, Sahne oder stark wasserhaltigem Gemüse zugebe oder wenn mir Farbgebung und Marmorierung nicht so wichtig sind. Bei den Rezepten in diesem Buch habe ich die Wassermenge in der Regel nicht reduziert, dadurch bleibt der Seifenleim länger flüssig. Einsteiger kommen damit meist besser zurecht.

Formel zur Berechnung der Flüssigkeitsmenge:
Menge NaOH * 2 (oder * 2,5) = Menge Wasser

Möchten Sie Ihre Seife ohne Farb- und Duftstoffe herstellen, können Sie die Flüssigkeit um 10 Prozent reduzieren. Eine Reduzierung der Wassermenge ist auch dann sinnvoll, wenn Sie weitere Flüssigkeiten wie Sahne, Gurke oder Aloe-vera-Gel verwenden.

Berechnung für reduzierte Flüssigkeitsmenge:
(Menge NaOH * 2) – 10 % der Menge Wasser = reduzierte Menge Wasser

Wenn Sie marmorieren möchten oder problematische Parfümöle oder Kräuter verwenden, erhöhen Sie die Flüssigkeitsmenge um 10 oder 20 Prozent.

Berechnung für erhöhte Flüssigkeitsmenge:
(Menge NaOH * 2) + 10 % (oder +20 %) der Menge Wasser
= erhöhte Menge Wasser

Bedenken Sie, dass zu viel Wasser in der Seife Nachteile mit sich bringen kann. Während der Reifezeit können sich die Seifenstücke verziehen. Auch dauert es viel länger, bis die Seife fest wird und ausgeformt werden kann. Und die Reife- und Trockenzeit verlängert sich zum Teil erheblich.

Die Qualität der Seife

Die wichtigsten Zutaten naturkosmetischer Seifen, Badeöle und Cremes sind Pflanzenöle. Chemisch sind Pflanzenöle Ester des Glycerols mit meist drei Fettsäuren. Diese setzen sich im Wesentlichen aus Öl-, Linol-, Palmitin-, Stearin-, Alpha- und Gamma-Linolensäure in unterschiedlichem Verhältnis zusammen. Sie werden in kurzkettige (bis sieben C-Atome), mittelkettige (acht bis zwölf C-Atome) und langkettige (über zwölf C-Atome) Fettsäuren eingeteilt. Fettsäuren ohne Doppelbindungen sind gesättigte Fettsäuren. Sind Doppelbindungen vorhanden, spricht man von ungesättigten Fettsäuren. Liegt eine Doppelbindung vor, handelt es sich um einfach ungesättigte Fettsäuren. Bei mehreren Doppelbindungen spricht man von mehrfach ungesättigten Fettsäuren.

Die Fettsäuren der Pflanzenöle und Fette beeinflussen Härte, Reinigungskraft, Pflegeeigenschaften, Schaumvolumen und -stabilität der Seife. Gesättigte Fettsäuren erzeugen feste Seifenstücke mit hoher Waschkraft und üppigen Schaum, sie pflegen jedoch kaum. Ungesättigte Fettsäuren sind die Pflegestoffe in der Seife. Sie erzeugen weiche Seifenstücke mit geringer Waschkraft und wenig bis keinen Schaum. Eine gute Seife sollte daher von allen Fettsäuren die richtige Mischung enthalten. Ist dies nicht möglich, weil man nur ein oder zwei ganz bestimmte Öle/Fette verwenden möchte, kann man die Seifenqualität mit Zutaten wie Zucker, Salz, Milch, Sahne, Lanolin und Bienenwachs optimieren. Geringe Mengen Salz und Bienenwachs verbessern die Härte der Seife. Zucker und zuckerhaltige Zutaten unterstützen das Schaumvolumen. Milchprodukte und Lanolin geben der Seife bessere Pflegeeigenschaften.

Berechnung der Seifeneigenschaften

Die Eigenschaften Ihrer Seife müssen Sie nicht dem Zufall überlassen. Schon bei der Planung können Sie berechnen, wie gut die Seife schäumen und pflegen und wie fest sie werden wird. Jede Fettsäure bringt bestimmte Eigenschaften in die Seife ein. **Laurin- und Myristinsäure** machen die Seife hart, sorgen für gute Waschkraft und erzeugen großblasigen, üppigen Schaum. **Palmitin- und Stearinsäure** erzeugen feste Seifenstücke mit cremigem, stabilem Schaum. **Rizinolsäure** erzeugt weiche Seife mit üppigem Schaum und guten Pflegeeigenschaften. **Öl-, Linol- und Linolensäuren** erzeugen weiche Seife mit guten Pflegeeigenschaften, schäumen jedoch nicht oder nur sehr sparsam.

Anhand der individuellen Zusammensetzung der Pflanzenöle kann man Kennzahlen errechnen, die Aufschluss über die Eigenschaften in der Seife geben. In Tabelle 3 am Ende des Buches, finden Sie die errechneten Kennzahlen für Härte, Waschkraft, Pflege, Schaumvolumen und -stabilität der einzelnen Pflanzenöle.

Die **Härte** bezieht sich auf die Festigkeit der Seifenstücke. Sie wird von Laurin-, Myristin-, Palmitin- und Stearinsäure beeinflusst. Werte zwischen 30 und 54 ergeben schöne feste Seifenstücke. Die **Reinigung** oder **Waschkraft** sagt aus, wie gut die Seife Schmutz und überschüssiges Fett von Haut und Haaren entfernen kann. Die Reinigungsleistung resultiert vom Anteil an Laurin- und Myristinsäure. Hier ist ein Wert zwischen 12 und 22 optimal. Die **Pflege** bezieht sich auf die weichmachende Wirkung auf die Haut. Sie wird vorwiegend durch Öl-, Linol- und Linolensäure beeinflusst. Werte zwischen 44 und 70 ergeben gut pflegende Seifen, die die Haut nicht austrocknen und vor Feuchtigkeitsverlust schützen. Der Wert des **Schaumvolumens** sagt aus, wie stark die Seife schäumt. Laurin- und Myristinsäure sind daran maßgebend beteiligt. Je höher dieser Wert, desto großblasiger der Schaum. Er ist jedoch meist nicht sehr stabil und fällt schnell in sich zusammen. Gut schäumende Seife hat Werte zwischen 14 und 45. Der Wert für die **Schaumstabilität** gibt an, wie cremig und stabil die Schaumblasen sind. Je höher dieser Wert, desto cremiger der Schaum. Dadurch sinkt aber das Schaumvolumen. Die Seife wird also bei hohen Werten nicht mehr so großblasig schäumen. Werte zwischen 16 und 35 sind hier üblich.

Hier die Optimalwerte für Seifen im Überblick:

	Härte	Reinigung/ Waschkraft	Pflege	Schaum-volumen	Schaum-stabilität
Optimale Werte	30–54	12–22	44–70	14–45	16–35

Am Beispiel des Grundrezepts (Seite 90) zeige ich Ihnen hier, wie Sie die Qualität Ihrer Seife berechnen können.

%-Anteil	Pflanzenöl	Härte	Reinigung/ Waschkraft	Pflege	Schaum-volumen	Schaum-stabilität
30	Kokosöl	79	66	10	66	13
20	Palmöl	54	1	49	1	53
25	Maiskeimöl	17	0	84	0	17
25	Sojaöl	15	0	84	0	15

Multiplizieren Sie die Härtewerte von Kokosöl, Palmöl, Palmkernöl, Maiskeimöl und Sojaöl mit den jeweiligen prozentualen Anteilen im Rezept. Addieren Sie die vier Ergebnisse und dividieren Sie durch 100. Fahren Sie mit der Berechnung für Reinigungsleistung, Pflegeeigenschaften, Schaumvolumen und Schaumstabilität in gleicher Weise fort. Sie erhalten folgende gerundete Werte für die nach diesem Rezept hergestellte Seife: Härte 42, Reinigungsleistung 20, Pflege 55, Schaumvolumen 20, Schaumstabilität 22.

Einfacher und schneller lässt sich die Berechnung elektronisch durchführen. Geben Sie die die Werte aus Tabelle 2 und 3 (im Anhang) inklusive der Berechnungsformeln in eine Tabellenkalkulation ein. Nun müssen Sie nur noch die im Rezept verwendeten Ölmengen eintragen. Die Ergebniszeile zeigt Ihnen die Werte der Seifeneigenschaften, des benötigten Natriumhydroxids und die benötigte Flüssigkeitsmenge. Sollten die Werte nicht im optimalen Bereich liegen, können Sie sie durch Änderung der Ölmengen schnell und unkompliziert anpassen.

Ihr Berechnungsformular könnte etwa so aussehen:

	A	B	C	D	E	F	G	H	I	J
1	**Pflanzenöl**	**VZ NaOH**	**Menge %**	**Menge g**	**NaOH g**	**Härte**	**Reinigung**	**Pflege**	**Schaumvolumen**	**Schaumstabilität**
2	Aprikosenkernöl	0,1369	0	0	0,0	7	0	92	0	7
3	Arganöl	0,1390	0	0	0,0	22	4	80	4	18
4	Avocadoöl	0,1305	0	0	0,0	19	0	73	0	19
5	Babassuöl	0,1761	0	0	0,0	73	70	13	70	3
6	Baumwollsaatöl	0,1383	0	0	0,0	28	1	71	1	27
7	Bienenwachs	0,0692	0	0	0,0	0	0	0	0	0
8	Borretschsamenöl	0,1362	0	0	0,0	15	0	75	0	15
9	Calophyllumöl	0,1404	0	0	0,0	31	0	65	0	31
10	Chaulmoograöl	0,1469	0	0	0,0	15	0	4	0	15
11	Cupuacubutter	0,1347	0	0	0,0	40	0	44	0	40
12	Distelöl	0,1383	0	0	0,0	8	0	89	0	8
13	Erdnussöl	0,1362	0	0	0,0	13	0	80	0	13
14	Hanföl	0,1369	0	0	0,0	8	0	100	0	8
15	Haselnußöl	0,1369	0	0	0,0	7	0	84	0	7
16	Johannisbeersamenöl	0,1397	0	0	0,0	0	0	86	0	0
17	Jojoba	0,0663	0	0	0,0	0	0	12	0	0
18	Kaffeebohnenöl	0,1226	0	0	0,0	48	0	49	0	48
19	Kakaobutter	0,1383	0	0	0,0	61	0	36	0	61
20	Kiwisamenöl	0,1397	0	0	0,0	7	0	91	0	7
21	Kokosöl	0,1797	30	300	53,9	79	66	10	66	13
22	Kokumbu[illegible]	0,1340	0	0	[illegible]	[illegible]	0	[illegible]	0	[illegible]
23	Ku[illegible]	[illegible]276	[illegible]	[illegible]	[illegible]	[illegible]	[illegible]	[illegible]	0	[illegible]
31	[illegible]	[illegible]	[illegible]	0	[illegible]	49	[illegible]	48	[illegible]	49
32	Maru[illegible]	0,1333	0	0	[illegible]	18	0	79	0	18
33	Mohnsamenöl	0,1376	0	0	0,0	13	0	100	0	13
34	Nachtkerzenöl	0,1369	0	0	0,0	10	0	99	0	10
35	Olivenöl	0,1362	0	0	0,0	18	0	79	0	18
36	Palmkernöl	0,1654	0	0	0,0	74	63	20	63	11
37	Palmöl	0,1419	20	200	28,4	54	1	49	1	53
38	Pfirsichkernöl	0,1362	0	0	0,0	8	0	89	0	8
39	Rapsöl	0,1248	0	0	0,0	6	0	88	0	6
40	Reiskeimöl	0,1333	0	0	0,0	18	0	85	0	18
41	Rizinusöl	0,1383	0	0	0,0	3	0	91	0	86
42	Sesamöl	0,1376	0	0	0,0	14	0	84	0	14
43	Sheabutter	0,1340	0	0	0,0	47	0	52	0	47
44	Sojaöl	0,1369	25	250	34,2	15	0	84	0	15
45	Sonnenblumenöl	0,1355	0	0	0,0	11	0	90	0	11
46	Stearin-Palmitinsäure	0,1490	0	0	0,0	92	0	0	0	92
47	Teesamenöl	0,1369	0	0	0,0	10	0	88	0	10
48	Traubenkernöl	0,1340	0	0	0,0	11	0	88	0	11
49	Walnussöl	0,1369	0	0	0,0	9	0	90	0	9
50	Weizenkeimöl	0,1340	0	0	0,0	19	0	79	0	19
51	Wildrosenöl	0,1362	0	0	0,0	3	0	95	0	3
52	Zitronensäure	0,5710	0	0	0,0					
53	Gesamt		100	1000	150,5					
54						42	20	55	20	22
55			**ÜF %**	**8**						
56			**NaOH g**		**138,5**					
57			**Wasser g**		**277**					
58			**Wasser -**	**10**	**249**					
59			**Wasser +**	**20**	**332**					

Rohstoffe für Naturseifen und Badekosmetik

PFLANZENÖLE

Aprikosenkernöl ist dem Mandel- und Pfirsichkernöl ähnlich. Es ist mild, zieht gut ein und wirkt etwas leichter als Mandelöl. Es ist ein gutes Basisöl für empfindliche Haut, Mischhaut, reife, trockene und rissige Haut. Aprikosenkernöl erzeugt relativ weiche Seifenstücke, schäumt kaum und zeigt nur sehr geringe Waschkraft.

Fettsäuren: 5 % Palmitinsäure, 0,6 % Palmitoleinsäure, 2 % Stearinsäure, 66 % Ölsäure, 26 % Linolsäure, ca. 1 % Unverseifbares

Jodzahl: 101 | **VZ KOH:** 192,5 | **VZ NaOH:** 0,13723

Verwendung: in Seifen 10 bis 20 %; in Badeöl bis 100 %

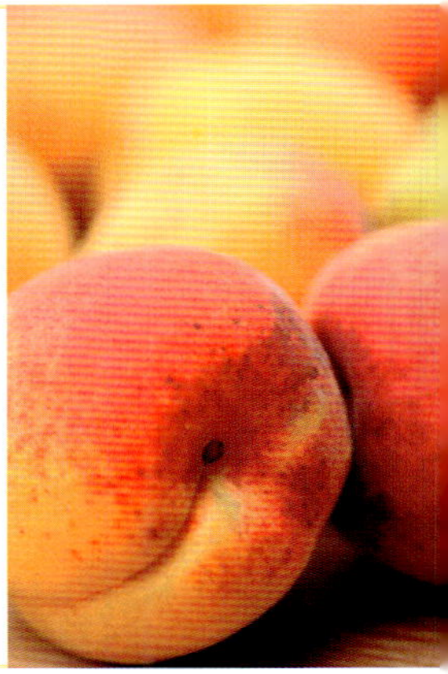

Arganöl duftet nussig bis scharf säuerlich und schmeckt sehr intensiv. Im Handel sind eine geröstete und eine ungeröstete Variante erhältlich. Letztere ist milder in Geruch und Geschmack. Arganöl schützt die Haut vor dem Austrocknen und vor freien Radikalen, verbessert das Feuchthaltevermögen, macht die Haut weich, glatt und geschmeidig, beugt vorzeitiger Hautalterung vor. In der Seife zeigt das Öl gute Pflegeeigenschaften.

Fettsäuren: 4 % Myristinsäure, 12 % Palmitinsäure, 6 % Stearinsäure, 45 % Ölsäure, 35 % Linolsäure, 1,28 % unverseifbare Anteile, Phytosterole

Jodzahl: 98 | **VZ KOH:** 192 | **VZ NaOH:** 0,13687

Verwendung: in Seifen bis 10 %

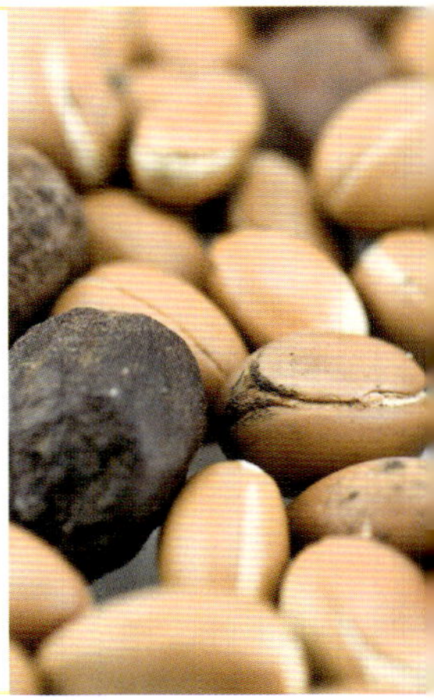

Avocadoöl wird aus der reifen Frucht gepresst. Unraffiniertes Öl ist dunkelgrün, etwas dickflüssig mit dem typischen Geruch. Der hohe Lecithin- und Pytosteringehalt machen es zu einem ausgezeichneten

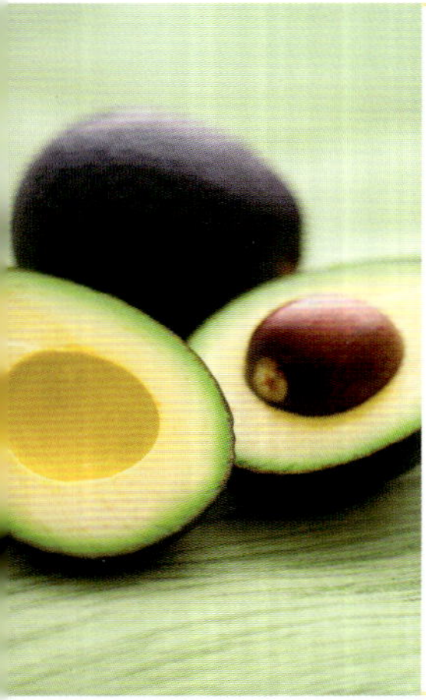

Pflegeöl in Kosmetika bei trockener, reifer, empfindlicher und schuppiger Haut, Neurodermitis und Schuppenflechte. Avocadoöl ist ein ausgesprochen guter Pflegezusatz in Seifen. Das rohe, unraffinierte Öl färbt die Seife grünlich. Die Farbe ist auch relativ lange haltbar. Als Badezusatz ist dieses hochwertige Öl zu schade, kann aber zum Färben von Badeölen in kleinen Mengen durchaus verwendet werden.

Fettsäuren: 18 % Palmitinsäure, 7 % Palmitoleinsäure, 1 % Stearinsäure, 60 % Ölsäure, 13 % Linolsäure, Lecithin, Squalan, ca. 2 bis 4 % unverseifbare Anteile | **Jodzahl:** 80 | **VZ KOH:** 195 | **VZ NaOH:** 0,13901

Verwendung: in Seifen 30 %; für Badezusätze bis 20 %

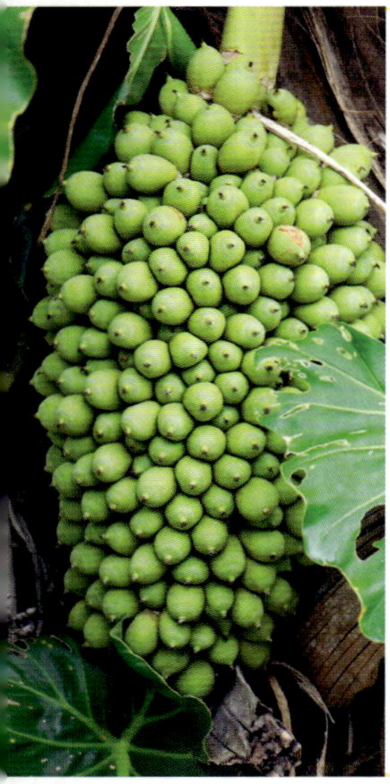

Babassuöl wird aus den Nüssen einer brasilianischen Palmenart gepresst. Das unraffinierte Öl ist goldgelb und duftet intensiv schmalzig-vanillig. Dieser leckere Geruch erinnert an frisch gebackene Krapfen. Das raffinierte Öl ist klar bis leicht gelblich mit dezenter Duftnote. Babassuöl ist aufgrund des hohen Laurinsäuregehalts in unseren Breiten ein festes, schmalzartiges Fett. Das raffinierte Öl erzeugt schneeweiße, harte und üppig schäumende Seifen mit guter Reinigungsleistung. Babassuölseifen wirken milder und weniger austrocknend als Kokosölseifen. Babassuöl ist es ein gutes Basisöl für jede Haut.

Fettsäuren: 50 % Laurinsäure, 20 % Myristinsäure, 12 % Ölsäure, 7 % Caprylsäure, 11 % Caprinsäure, 7 % Palmitinsäure, 3 % Stearinsäure, 1 % Linolsäure, ca. 1 % Unverseifbares | **Jodzahl:** 15 | **VZ KOH:** 250,5 | **VZ NaOH:** 0,17857

Verwendung: in Seifen 20 bis 60 %; in Badeprodukten 10 bis 20 %

Bienenwachs ist ein Ausscheidungsprodukt der Honigbienen. Es besteht aus Estern langkettiger Fettalkohole sowie Fettsäuren und Kohlenwasserstoffen. Im Handel ist gelbes und weißes Bienenwachs erhältlich. Sie unterscheiden sich nur in Farbe und Duft. Das gelbe duftet intensiv honigartig, das weiße ist nahezu geruchsneutral. Bienenwachs schmilzt bei 62 bis 65 °C. Aufgrund des hohen Schmelzpunktes ist Bienenwachs nicht für Badezusätze geeignet. In Seifen ist ein kleiner Anteil Bienenwachs sehr angenehm für trockene Haut. Es hinterlässt einen leichten Film, der vor dem Austrocknen schützt. Bienenwachs sollte aber nicht zu großzügig dosiert werden, weil es die Seife hart macht.

Jodzahl: 11 | **VZ KOH:** 93 | **VZ NaOH:** 0,06629 | **Verwendung:** 1 bis 5 %

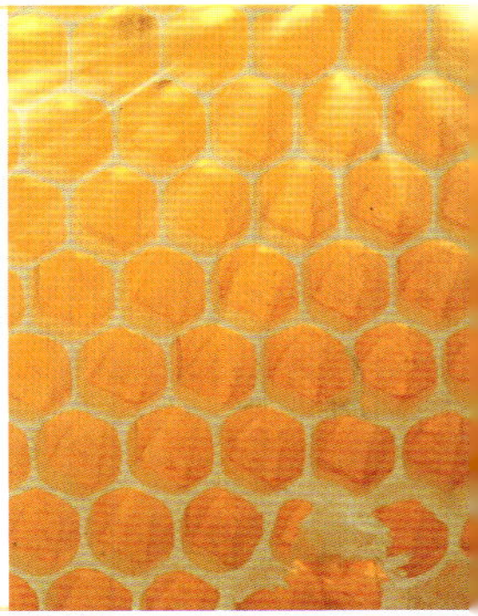

Cupuacubutter stammt aus Brasilien. Sie ist hellbeige, duftet fruchtig-frisch und ein bisschen nach Schokolade. Das schmalzartige Fett schmilzt bei 35 bis 37 °C. Cupuacubutter schützt die Haut vor dem Austrocknen und stärkt die Barriereschicht. Sie kann als Ersatz für Sheabutter in Seifen für trockene, empfindliche Haut verwendet werden. Cupuacubutter erzeugt feste Seifen mit cremigem Schaum. Sie pflegen gut durch den hohen Gehalt an Ölsäure.

Fettsäuren: 40 % Ölsäure, 33 % Stearinsäure, 7 % Palmitinsäure, 4 % Linolsäure, 11 % Arachinsäure, 2 % Phytosterole

Jodzahl: 45 | **VZ KOH:** 190 | **VZ NaOH:** 0,13544 | **Verwendung:** bis 30 %

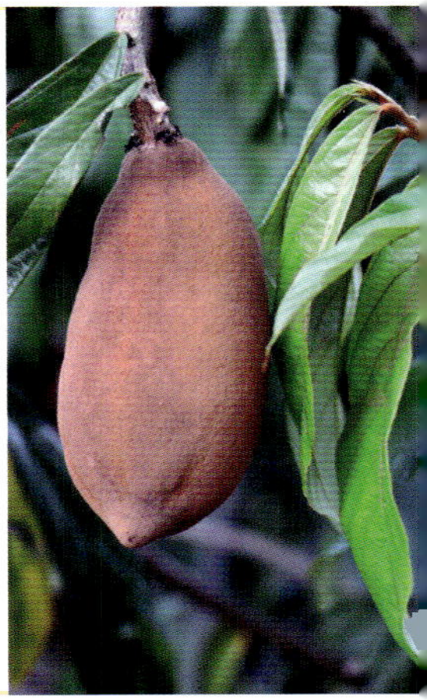

Distelöl ist ein preiswertes Öl für die Seifensiederei. Mit fast 80 Prozent Linolsäure weist es den höchsten Linolsäuregehalt unter den Pflanzenölen auf. Es wird sehr gut von der Haut aufgenommen. Distelöl ist ein gutes Pflegeöl in Seifen und anderen Kosmetikprodukten für normale bis fette, unreine Haut und in Shampooseifen. Es sollte jedoch nur sparsam dosiert werden, da es nur etwa sechs bis neun Monate haltbar ist. Raffiniertes Distelöl erzeugt weiße Seife, die jedoch lange sehr weich bleibt und nicht schäumt.

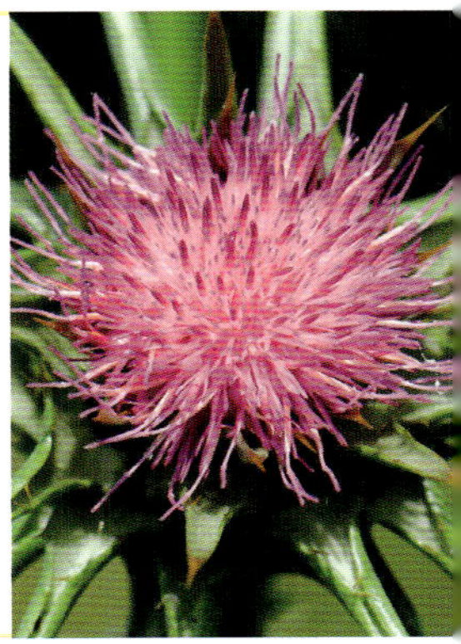

Fettsäuren: 6 % Palmitinsäure, 2 % Stearinsäure, 10 % Ölsäure, 79 % Linolsäure, 0,5 % Alpha-Linolensäure u.a., ca. 1 % unverseifbare Anteile, Vitamin E und A, Squalan
Jodzahl: 145 | **VZ KOH:** 192 | **VZ NaOH:** 0,13687
Verwendung: in Seifen bis 20 %; in Badezusätzen bis 50 %

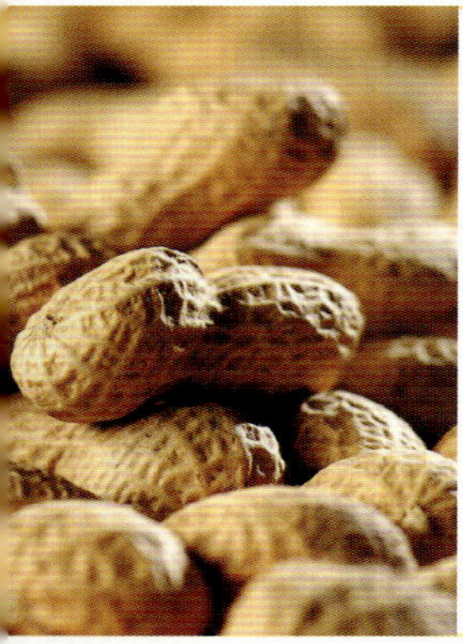

Erdnussöl ist dickflüssig, klar und leicht gelblich mit intensiv nussigem Duft und Geschmack. Es zieht nur langsam in die Haut ein, daher wird es häufig als Zusatz für Massageöle verwendet. Erdnussöl ist ein gutes Pflegeöl in Seifen und Badezusätzen bei sehr trockener, schuppiger Haut.
Fettsäuren: 10 % Palmitinsäure, 3,1 % Stearinsäure, 55 % Ölsäure, 25,3 % Linolsäure, 1,3 % Arachinsäure, 2,4 % Behensäure
Jodzahl: 93 | **VZ KOH:** 191,5 | **VZ NaOH:** 0,13651
Verwendung: in Seifen bis 30 %

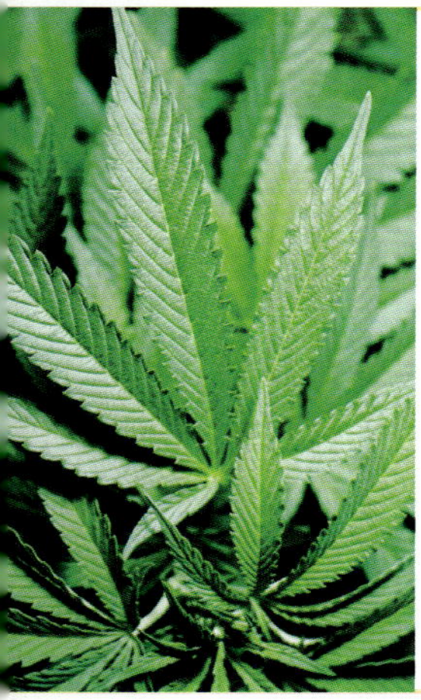

Hanföl ist dunkelgelb bis dunkelgrün und duftet nussig-krautig. Es ist ein ausgesprochen wertvolles Hautöl, da sein Fettsäurespektrum dem unserer Haut sehr ähnlich ist. Es zieht gut ein, macht die Haut weich und glatt. Es ist ein gutes Pflegeöl für Seifen und andere Kosmetika für entzündete Haut, Akne und Neurodermitis. Hanföl ist nicht lange haltbar und sollte daher sparsam dosiert werden.
Fettsäuren: 6 % Palmitinsäure, 2 % Stearinsäure, 12 % Ölsäure, 60 % Linolsäure, 25 % Alpha-Linolensäure, 3 % Gamma-Linolensäure, bis zu 1,5 % unverseifbare Anteile, Vitamine, Carotinoide, Chlorophyll
Jodzahl: 162 | **VZ KOH:** 191 | **VZ NaOH:** 0,13616 | **Verwendung:** bis ca. 10 %

Haselnussöl ist goldgelb bis gelbbraun und duftet intensiv nussig. Es zieht nur langsam in die Haut ein, daher wird es häufig als Zusatz in Massageölen verwendet. Es ist ein gutes Basisöl für empfindliche, trockene und reife Haut. Bei bekannter Nussallergie sollten Sie jedoch auf Haselnussöl verzichten.

Fettsäuren: 5 bis 6 % Palmitinsäure, 2 bis 3 % Stearinsäure, 78 bis 83 % Ölsäure, 6 bis 12 % Linolsäure, Phytosterine

Jodzahl: 87 | **VZ KOH:** 191 | **VZ NaOH:** 0,13616

Verwendung: in Seifen bis ca. 30 %; in Badezusätzen bis 50 %

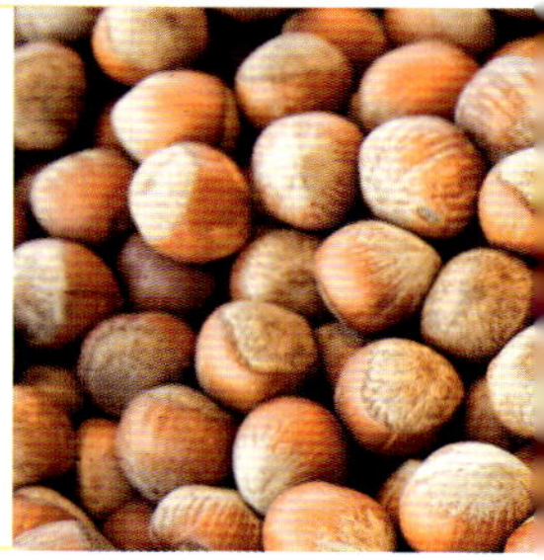

Johanniskrautöl wird wegen seiner roten Farbe auch als Rotöl bezeichnet. Es ist ein öliger Pflanzenauszug aus den Blüten vorwiegend in Olivenöl. Es wirkt straffend und entzündungshemmend und wird häufig bei trockener, rauer und empfindlicher Haut eingesetzt. Zum Färben von Badeölen kann es bis zu 20 Prozent dosiert werden. Zur Berechnung der Laugenmenge ist das jeweils verwendete Trägeröl maßgebend. Es sollte auf dem Etikett stehen. Falls nicht, erkundigen Sie sich bei Ihrem Händler.

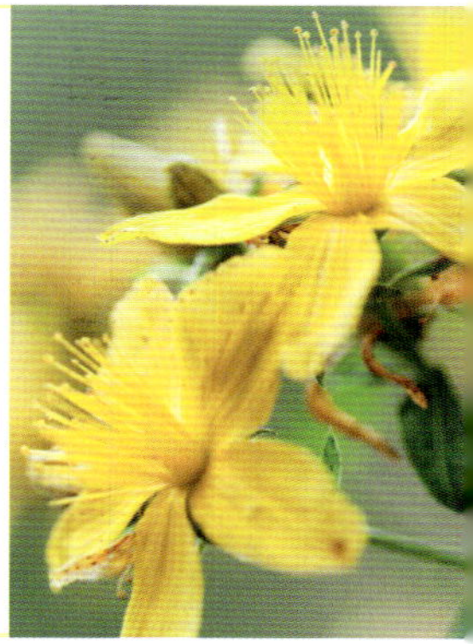

Jojobaöl ist eine Besonderheit unter den Pflanzenölen. Es ist kein Öl im üblichen Sinne, sondern ein flüssiges Wachs. Es besteht nicht aus Triglyceriden, sondern aus Estern langkettiger Fettsäuren und Alkoholen. Jojobaöl wird aufgrund seiner Zusammensetzung nicht ranzig und soll eine Haltbarkeit von bis zu 25 Jahren haben. In Mischungen mit anderen Pflanzenölen verbessert es deren Haltbarkeit. Es ist ein gutes Basisöl für jede Haut. Aufgrund des hohen Gehalts an unverseifbaren Bestandteilen erzeugt es ausgesprochen gut pflegende Seifen.

Fettsäuren: Gemisch aus Wachsestern C38 bis C44, diese beinhalten ca. 47 bis 49 % Fettsäuren und 50 bis 52 % Fettalkohole (68 % Eicosansäure, 12 % Ölsäure, 18 % Cetoleinsäure), Provitamin A, Aminosäuren, Mineralien, Squalan, bis 49 % Unverseifbares. | **Jodzahl:** 85 | **VZ KOH:** 93 | **VZ NaOH:** 0,06629 | **Verwendung:** in Seifen bis 30 %; in Badeölen 10 bis 20 %

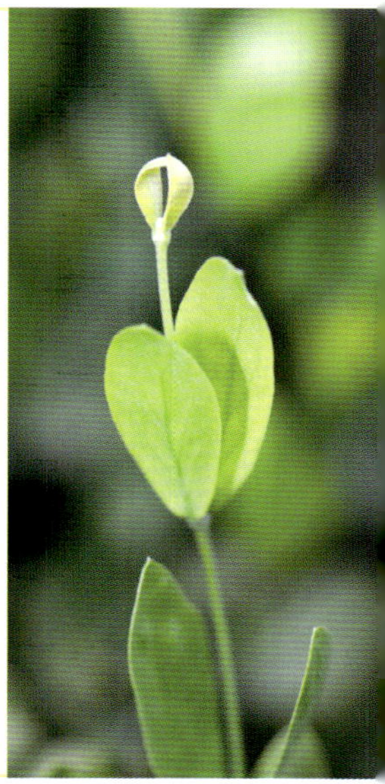

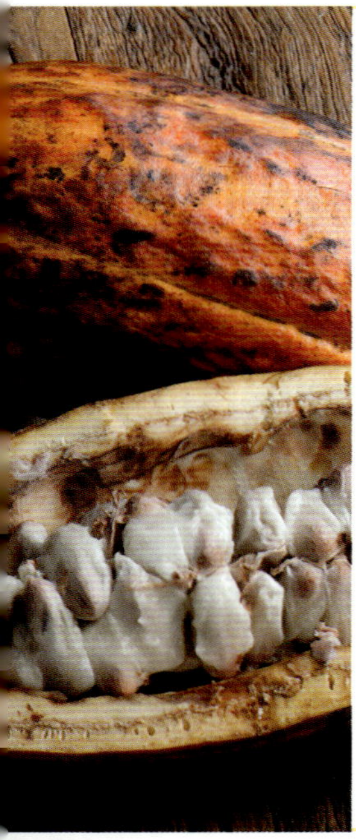

Kakaobutter wird aus den Bohnen des im tropischen Regenwald beheimateten Kakaobaumes gepresst. Sie schmilzt bei ca. 30 bis 35 °C. Im Handel sind unterschiedliche Formen verfügbar. Die unraffinierte Kakaobutter ist blassgelb und duftet nach Schokolade mit leichtem Vanillearoma. Raffinierte Ware ist ein fast weißes bis gräuliches Fett mit nur noch sehr dezentem Geruch. Die desodorierte Kakaobutter ist völlig geruchsneutral. Kakaobutter gibt es pulverisiert, als Chips und im Block. Ich verwende gerne die Kakaobutterchips, weil sie sich bequem dosieren lassen. Kakaobutter macht Badebomben und Seifen schön fest. In der Seife erzeugt sie keinen Schaum, bewirkt jedoch ein angenehm cremiges Hautgefühl. Kakaobutter pflegt trockene, rissige Haut ausgesprochen gut.

Fettsäuren: 27 % Palmitinsäure, 34 % Stearinsäure, 33,5 % Ölsäure, 2 % Linolsäure und 0,5 % Alpha-Linolensäure | **Jodzahl:** 37
VZ KOH: 195 | **VZ NaOH:** 0,13901 | **Verwendung:** in Seifen bis 10 %

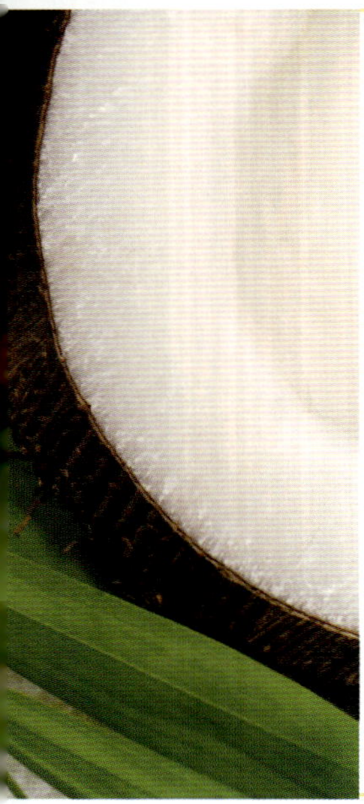

Kokosöl wird aus dem Fruchtfleisch der Nüsse gepresst. Es ist ein helles, dünnflüssiges Öl, das in unseren Breiten bei Zimmertemperatur fest ist. Das unraffinierte Öl duftet intensiv nach Kokos, das raffinierte Öl ist fast duftneutral. Kokosöl schmilzt bei ca. 25 bis 28 °C. Es schützt die Haut vor Feuchtigkeitsverlust. Kokosöl ist das beliebteste Basisöl in der Seifensiederei. Es erzeugt sehr gut schäumende, schneeweiße, feste Seifenstücke. Der Schaum ist jedoch nicht sehr stabil. Die großen Schaumblasen fallen rasch in sich zusammen. Kokosölseifen sind nicht besonders pflegend, können sogar leicht austrocknend wirken. Kombinieren Sie Kokosöl mit öl- und/oder linolsäurereichen Pflanzenölen. Auch etwas Rizinusöl macht eine Kokosölseife pflegender und erzeugt stabileren Schaum.

Fettsäuren: 4,8 % Caprylsäure, 5,1 % Caprinsäure, 46,6 % Laurinsäure, 19 % Myristinsäure, 10 % Palmitinsäure, 3 % Stearinsäure, 8,2 % Ölsäure,

2,1 % Linolsäure
Jodzahl: 9 | **VZ KOH:** 252 | **VZ NaOH:** 0,17964
Verwendung: in Seifen bis 40 %; in Badezusätzen bis 50 %

Lorbeeröl ist eine dunkelgrüne bis bräunlich grüne salbenartige Masse, die bei ca. 30 °C schmilzt. Es duftet aromatisch-würzig. Der Geruch erinnert an Eukalyptus. Lorbeeröl enthält neben den Fettsäuren auch 2 bis 3 Prozent ätherische Öle, deren Hauptkomponente Eucalyptol ist. Lorbeeröl wird traditionell in echter Alepposeife verwendet – eine Seifenspezialität aus Syrien. Bei sehr empfindlichen Personen kann das Öl allergische Reaktionen hervorrufen. Bevor Sie es in der Seife oder anderen kosmetischen Produkten verwenden, testen Sie Lorbeeröl auf Verträglichkeit.
Fettsäuren: 23 % Laurinsäure, 14 % Palmitinsäure, 1 % Palmitoleinsäure, 2 % Stearinsäure, 37 % Ölsäure, 25 % Linolsäure, 2 % Alpha-Linolensäure, Chlorophyll, Kohlenwasserstoffe, Bitterstoffe, Sesquiterpenlaktone
Jodzahl: 87 | **VZ KOH:** 197 | **VZ NaOH:** 0,1405 | **Verwendung:** 10 bis 30 %

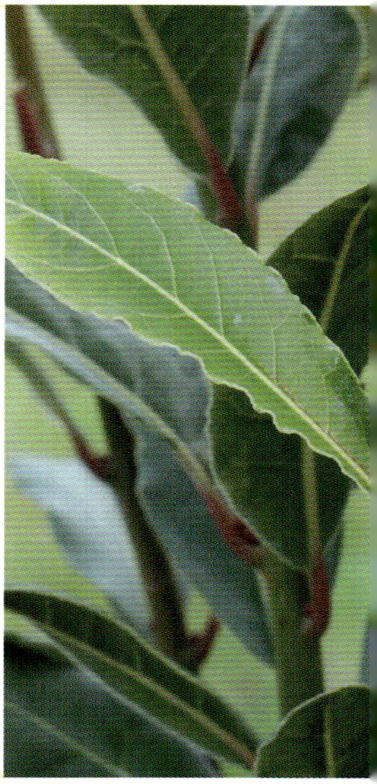

Macadamianussöl kalt gepresst ist goldgelb bis leicht bräunlich und duftet intensiv nussig. Das raffinierte Öl ist dünnflüssig, hell und nahezu geruchsneutral. Macadamianussöl fettet die Haut sehr gut, reguliert den Verhornungsprozess und den Hautstoffwechsel. Es ist ein gutes Basisöl für trockene, spröde und empfindliche Haut. Aufgrund des hohen Gehalts an Palmitoleinsäure ergibt das Öl feste, nahezu weiße Seifenstücke, die sehr gut pflegen.
Fettsäuren: 9,1 % Palmitinsäure, 21,9 % Palmitoleinsäure, 2,2 % Stearinsäure, 60 % Ölsäure, 2 % Linolsäure, 2 % Arachinsäure
Jodzahl: 76 | **VZ KOH:** 192 | **VZ NaOH:** 0,13687
Verwendung: in Seifen bis 40 %; in Badezusätzen unbegrenzt

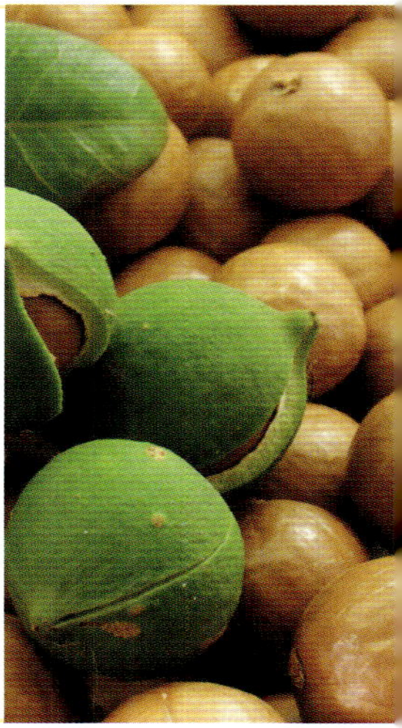

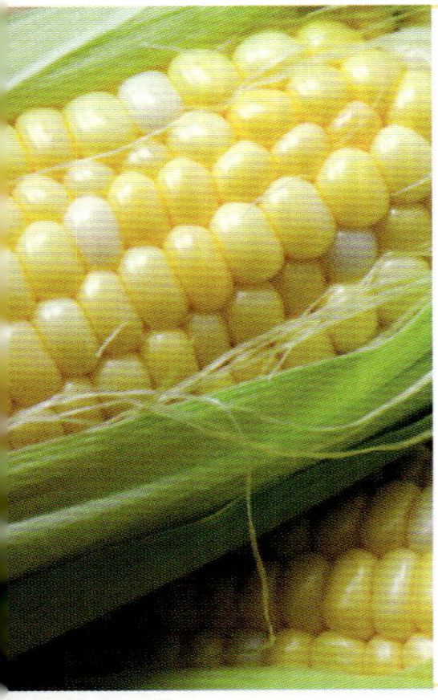

Maiskeimöl ist ein preiswertes, relativ stabiles Basisöl für Seifen und Badeprodukte. Es ist hellgelb, dünnflüssig und fast geruchsneutral. Es trägt aufgrund seines hohen Palmitinsäuregehalts zur Festigkeit der Seife bei. Maiskeimöl ist in Seifen und Badezusätzen ein gutes Pflegeöl für jede Haut.

Fettsäuren: 14 % Palmitinsäure, 0,5 % Palmitoleinsäure 0,5 %, 3 % Stearinsäure, 31 % Ölsäure, 52 % Linolsäure, 1 % Alpha-Linolensäure, 0,5 % Arachinsäure, 0,5 % Gadoleinsäure, 0,5 % Behensäure, 0,5 % Erucasäure

Jodzahl: 110 | **VZ KOH:** 191 | **VZ NaOH:** 0,13616

Verwendung: in Seifen bis 40 %; in Badezusätzen bis 60 %

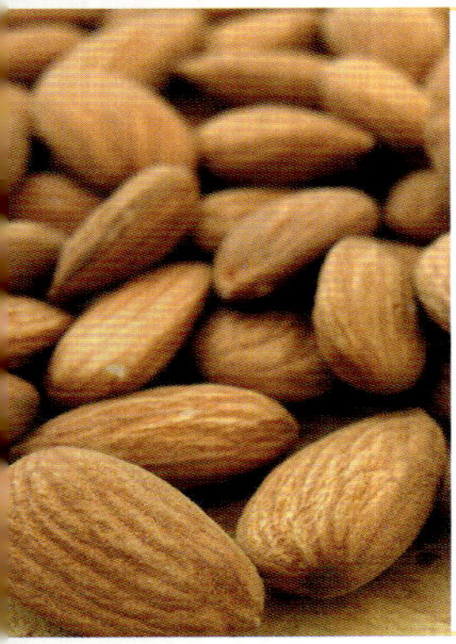

Mandelöl ist eines der wertvollsten Kosmetiköle. Es ist sehr gut verträglich, reizfrei und dem Aprikosenkernöl ähnlich, wobei es etwas gehaltvoller auf der Haut wirkt. Es ist ein gutes Pflegeöl in Seifen und Badezusätzen, insbesondere für trockene und empfindliche Haut.

Fettsäuren: 6,7 % Palmitinsäure, 21 % Linolsäure, 66,4 % Ölsäure, 1,7 % Stearinsäure, Squalan, Vitamin A und E

Jodzahl: 95 | **VZ KOH:** 192 | **VZ NaOH:** 0,13687

Verwendung: in Seifen bis 35 %; in Badezusätzen unbegrenzt

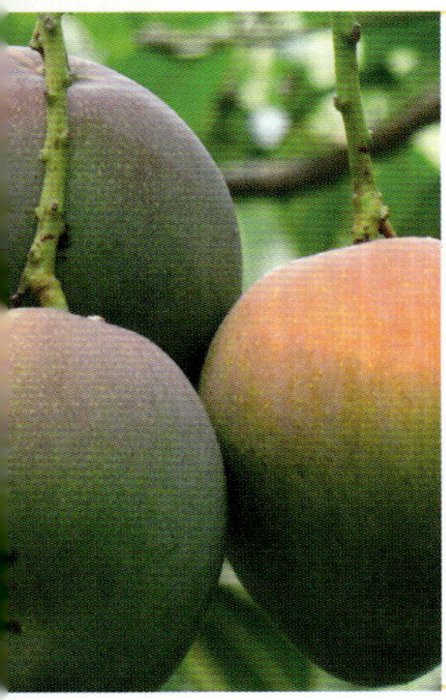

Mangobutter ist ein beigefarbenes, festes Fett, das bei 35 bis 40 °C schmilzt. Mangobutter ist relativ geruchsneutral und von schmalzartiger Konsistenz. Sie wird häufig als Ersatz für Sheabutter in Cremes für normale bis fette Haut eingesetzt. Mangobutter erzeugt feste, weiße, gut pflegende Seifenstücke, die kaum schäumen. Immer mit Fetten kombinieren, die reich an Laurin- und/oder Myristinsäure sind.

Fettsäuren: 6,5 % Palmitinsäure, 42,5 % Stearinsäure, 45 % Ölsäure, 3 % Linolsäure | **Jodzahl:** 44 | **VZ KOH:** 190,5 | **VZ NaOH:** 0,1358 |

Verwendung: in Seifen bis 30 %

Olivenöl ist eines der beliebtesten Öle in der Seifensiederei. Das gelbe bis grünliche Öl duftet typisch olivenfruchtig. Es dringt nur langsam in die Haut, fühlt sich schwer an und hinterlässt einen leichten Fettfilm. Es wird daher gerne als Basisöl bei sehr trockener, reifer und rissiger Haut verwendet. Olivenöl zählt trotz des hohen Gehalts an Ölsäure zu den »festen« Fetten, denn es erzeugt feste Seifenstücke. Olivenölseifen fühlen sich ein wenig glitschig an und schäumen erst nach langer Lagerung (mind. 6 bis 8 Monate). Wer nicht so lange warten will, kombiniert Olivenöl mit etwas Kokos- oder Palmkernöl und Rizinusöl. Olivenölseifen eignen sich für empfindliche Haut.

Fettsäuren: 16 % Palmitinsäure, 12 % Linolsäure, 1,8 % Palmitoleinsäure, 67 % Ölsäure, 1,5 % Stearinsäure, Vitamin E (vor allem Alpha-Tocopherol), Squalan | **Jodzahl:** 84 | **VZ KOH:** 190 | **VZ NaOH:** 0,13544

Verwendung: in Seifen 50 bis 100 %; in Badeprodukten bis 100 %

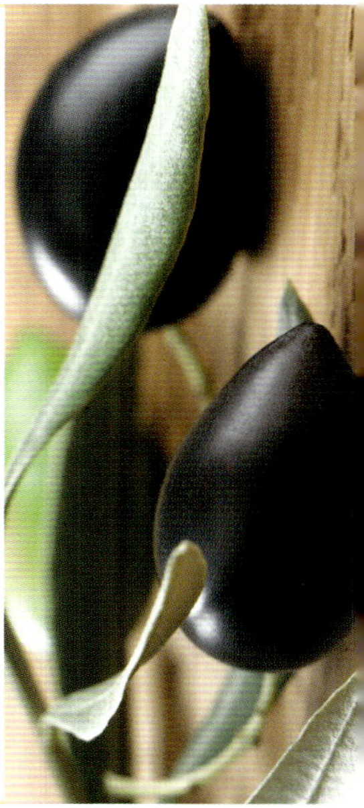

Palmkernöl ist ein weißes, festes Fett. Es wird aus den Kernen der Palmfrüchte gepresst und erzeugt weiße, feste Seifenstücke, die sehr gut schäumen. Aufgrund des relativ hohen Gehalts an ungesättigten Fettsäuren ist es milder und pflegender als Kokosöl. Die Verwendung von Palmkernöl wird kontrovers diskutiert, weil für den Anbau tropische Regenwälder abgeholzt werden. Palmkernöl ist preiswert, es wird daher z.B. in der Margarineproduktion, zur Herstellung von Emulgatoren usw. eingesetzt. Sie können in den Rezepten Palmkern- und Palmöl durch Kokos- oder Babassuöl ersetzen. Vergessen Sie nicht, den Laugenbedarf neu zu berechnen!

Fettsäuren: 2,7 % Caprylsäure, 3 % Caprinsäure, 47 % Laurinsäure, 16,4 % Myristoleinsäure, 8,9 % Palmitinsäure, 2,1 % Stearinsäure, 16,6 % Ölsäure, 3 % Linolsäure

Jodzahl: 16 | **VZ KOH:** 251 | **VZ NaOH:** 0,17893 | **Verwendung:** bis 50 %

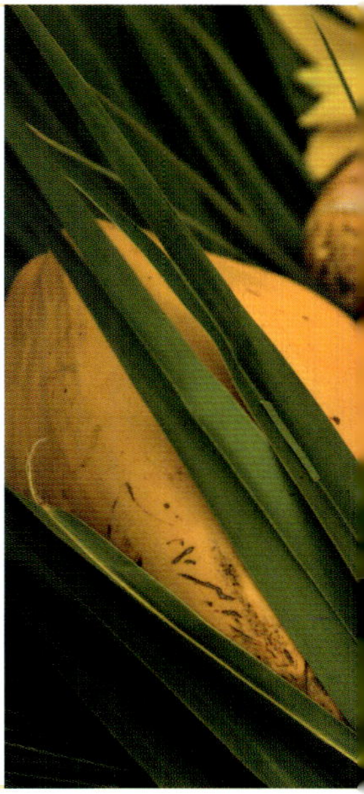

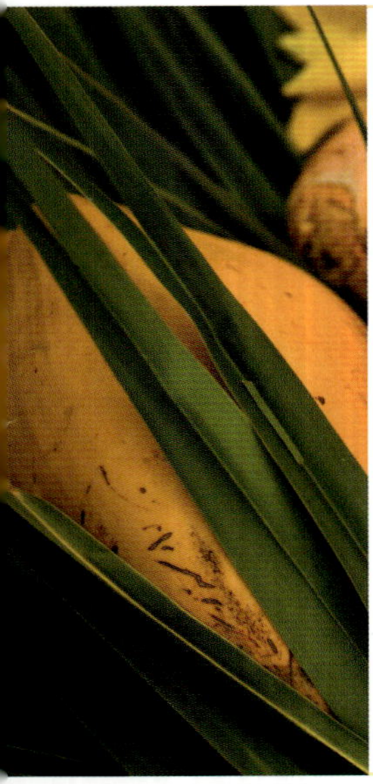

Palmöl wird aus der gleichen Frucht gewonnen, wie Palmkernöl, jedoch nicht aus den Kernen, sondern aus dem Fruchtfleisch. Unraffiniertes Palmöl ist kräftig orangefarben und duftet sehr intensiv. Der Geruch ist auch in der fertigen Seife noch deutlich wahrnehmbar. Es verleiht der Seife, je nach verwendeter Menge, einen schönen Farbton. Das raffinierte Palmöl ist leicht gräulich, geruchsneutral und von schmalzartiger Konsistenz. Raffiniertes Palmöl erzeugt weiße Seifenstücke, die schön fest werden, mild sind, gut pflegen und ausgezeichnet reinigen. Das Schaumvolumen ist jedoch nicht sehr ausgeprägt.

Fettsäuren: 1 % Myristinsäure, 45 % Palmitinsäure, 8 % Stearinsäure, 38 % Ölsäure, 10 % Linolsäure, 0,5 % Alpha-Linolensäure, 0,5 % Arachinsäure

Jodzahl: 52 | **VZ KOH:** 198,5 | **VZ NaOH:** 0,1415

Verwendung: bis 50 %

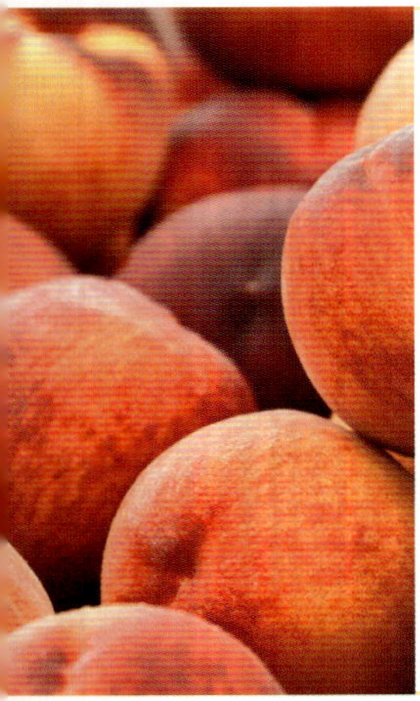

Pfirsichkernöl ist dünnflüssig, hellgelb und duftet zart nach Mandeln. Es ist dem Mandel- und Aprikosenkernöl ähnlich. Es ist mild, zieht gut ein und liegt nicht schwer auf. Es aktiviert den Hautstoffwechsel, hilft Feuchtigkeit zu speichern, wirkt hautberuhigend. Es fühlt sich leicht an, lässt sich gut verteilen und zieht schnell ein. Pfirsichkernöl ist ein ausgezeichneter Pflegezusatz für jede Haut.

Fettsäuren: 5,4 % Palmitinsäure, 2,7 % Stearinsäure, 64 % Ölsäure, 25 % Linolsäure, Vitamin E, bis 1 % Unverseifbares

Jodzahl: 102 | **VZ KOH:** 190 | **VZ NaOH:** 0,13544

Verwendung: in Seifen bis 30 %; in Badezusätzen bis 80 %

Rapsöl ist ein preiswertes, gut haltbares Basisöl für die Seife. Es ist honiggelb, etwas dickflüssig und duftet nussig bis leicht fruchtig-krautig. Es zieht nur langsam in die Haut ein, hinterlässt ein weiches Hautgefühl und einen schützenden zarten Fettfilm. Rapsöl erzeugt gut pflegende, helle Seifenstücke, die kaum schäumen. Kombinieren Sie Rapsöl mit Kokos-, Palmkern- oder Babassuöl.

Fettsäuren: 4,7 % Palmitinsäure, 19,6 % Linolsäure, 58,8 % Ölsäure, 9,2 % Alpha-Linolensäure, 1,6 % Stearinsäure

Jodzahl: 107 | **VZ KOH:** 190,5 | **VZ NaOH:** 0,1358

Verwendung: in Seifen bis 40 %; in Badezusätzen bis 80 %

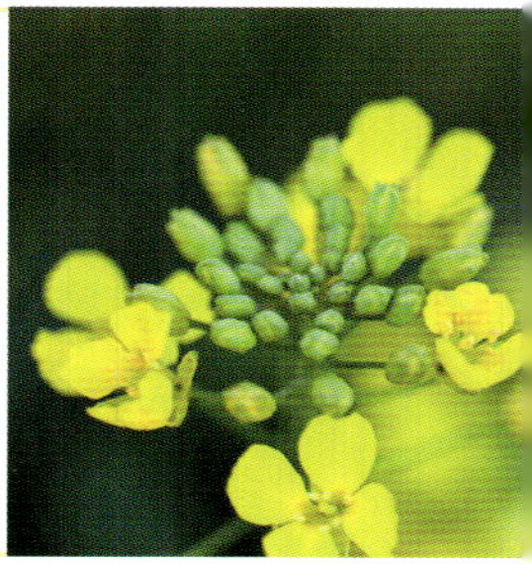

Reiskeimöl ist goldgelb bis leicht bräunlich, dünnflüssig und duftet zart nach gekochtem Reis. Es wird gut von der Haut aufgenommen, ohne zu fetten. Es hinterlässt ein zartes, weiches Hautgefühl. Reiskeimöl ist ein gutes Basisöl für jede Haut. Es erzeugt helle Seifenstücke, die sehr gut pflegen. Das Schaumvolumen ist zwar nicht besonders üppig, dafür aber sehr zart und cremig.

Fettsäuren: 15 % Palmitinsäure, 35 % Linolsäure, 50 % Ölsäure, 3 % Stearinsäure, bis zu 5 % Unverseifbares, darunter Squalan, Lecithin, Phytosterine, Gamma-Oryzanol

Jodzahl: 98 | **VZ KOH:** 187,5 | **VZ NaOH:** 0,13366

Verwendung: in Seifen bis 45 %; in Badezusätzen bis 80 %

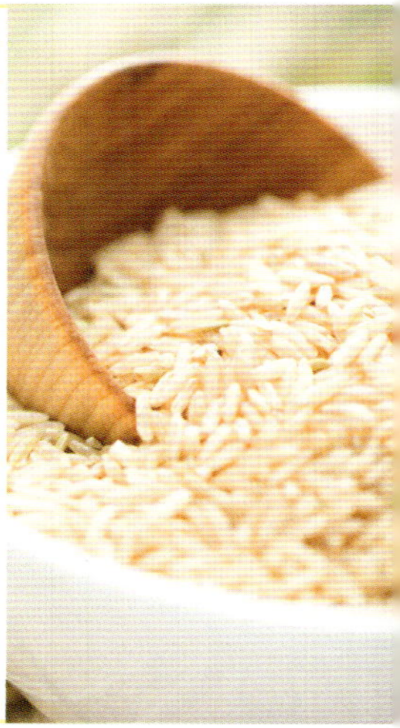

Ringelblumenöl (Calendulaöl) ist ein öliger Pflanzenauszug aus den gelb-orangefarbenen Blüten in Oliven- oder Sojaöl. Es enthält Carotine, die das Öl orange färben. Ringelblumenöl wird gerne wegen seiner durchblutungsfördernden, wundheilenden und entzündungshemmenden Wirkung in Kosmetik eingesetzt. Zum Färben von Badeölen kann es bis zu 20 Prozent dosiert werden. Zur Berechnung der Laugenmenge ist das verwendete Trägeröl maßgebend. Es sollte auf dem Etikett stehen. Falls nicht, erkundigen Sie sich bei Ihrem Händler.

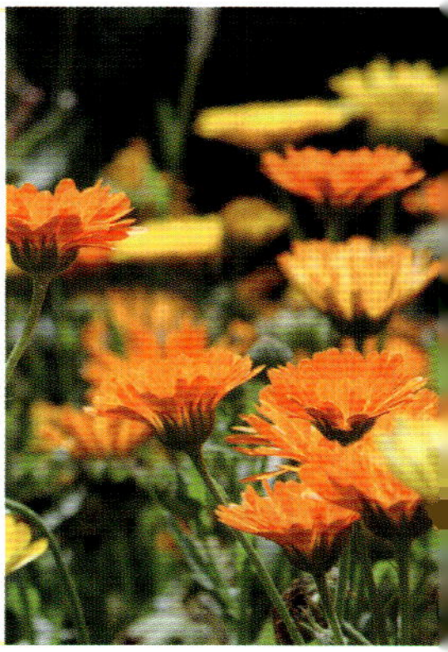

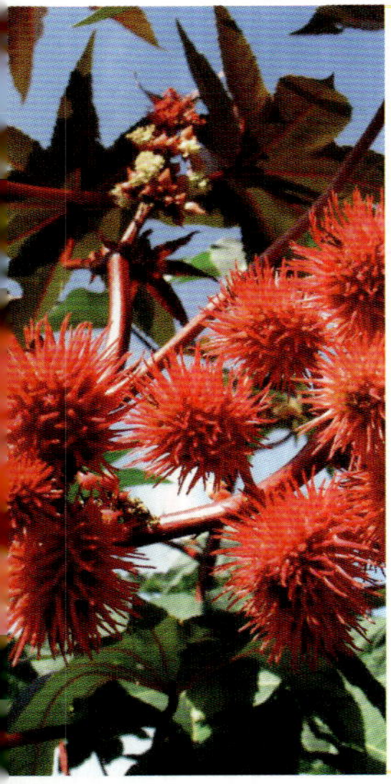

Rizinusöl ist ein klares, farbloses Öl. Es ist fast geruchlos, dickflüssig und fühlt sich leicht klebrig an. Häufig wird es in der Lippenpflege verwendet, da es einen schönen Glanz auf die Lippen zaubert. In der Seifensiederei wird Rizinusöl gerne als »Schaumbooster« eingesetzt. Es erzeugt zwar selbst keinen Schaum, unterstützt aber das Schaumvolumen anderer Öle. Rizinusöl erzeugt weiße, sehr weiche Seifenstücke, die gut pflegen. Reduzieren Sie die Wassermenge um ca. 20 Prozent, wenn Sie viel Rizinusöl verwenden, damit die Seife nicht zu weich bleibt.

Fettsäuren: 1,6 % Palmitinsäure, 5 % Linolsäure, 82,7 % Rizinolsäure, 3,6 % Ölsäure, 1,5 % Stearinsäure

Jodzahl: 145 | **VZ KOH:** 181 | **VZ NaOH:** 0,12903

Verwendung: in Seifen 2 bis 5 %; in Shampoo- und Rasierseifen 15 bis 25 %

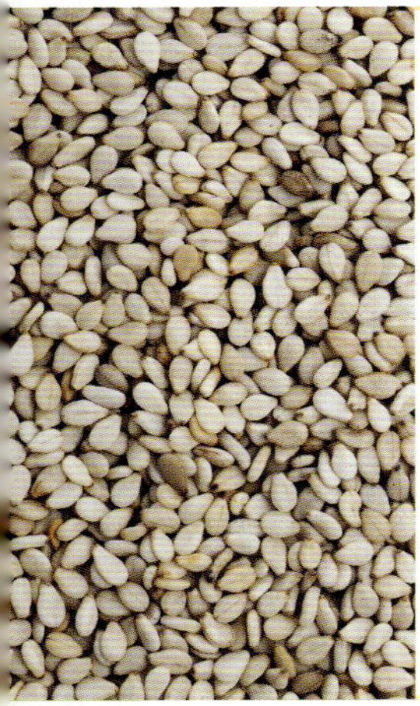

Sesamöl ist ein hellgelbes, dünnflüssiges Öl, das angenehm nussig duftet. In der ayurvedischen Medizin wird es traditionell als Massageöl eingesetzt. Es fördert die Durchblutung, die Zellneubildung und die Regeneration der Haut. Es zieht gut ein und hinterlässt einen sanft schützenden Film. Sesamöl mit seinem hohen Gehalt an ungesättigten Fettsäuren erzeugt ausgesprochen gut pflegende Seifenstücke.

Fettsäuren: 8 % Palmitinsäure, 6 % Stearinsäure, 39 % Ölsäure, 45 % Linolsäure, Vitamin E, Lecithin, Phytosterole

Jodzahl: 110 | **VZ KOH:** 191 | **VZ NaOH:** 0,13616

Verwendung: in Seifen bis 20 %; in Badezusätzen unbegrenzt

Sheabutter ist ein schmalzartiges Fett, das aus den Sheanüssen gepresst wird. Die unraffinierte Sheabutter ist weiß bis leicht gelblich, von cremiger Konsistenz und duftet manchmal leicht säuerlich-würzig. Sie zeichnet sich durch einen hohen Gehalt an unverseifbaren Anteilen aus, der bis zu 15 Prozent enthalten sein kann. Raffinierte Butter ist weiß bis leicht gräulich und weitgehend geruchsneutral. Sheabutter ist ein sehr wertvolles Fett in der Naturkosmetik. Sie hat feuchtigkeitsbindende Eigenschaften, macht die Haut geschmeidig und bewahrt ihre Elastizität. Sheabutter erzeugt weiße, feste Seifenstücke mit ausgezeichneten Pflegeeigenschaften. Schaumvolumen und Reinigungsleistung sind nur schwach ausgeprägt. Für Badeöle ist Sheabutter nicht geeignet, weil sie bei Raumtemperatur fest wird. Für Badekonfekt oder Badekugeln ist sie eine ideale Pflegekomponente besonders für trockene, empfindliche Haut.

Fettsäuren: 4 % Palmitinsäure, 43 % Stearinsäure, 46 % Ölsäure, 5,6 % Linolsäure, Phytosterine, Wachsester

Jodzahl: 65 | **VZ KOH:** 177,5 | **VZ NaOH:** 0,12653

Verwendung: in Seifen bis 30 %

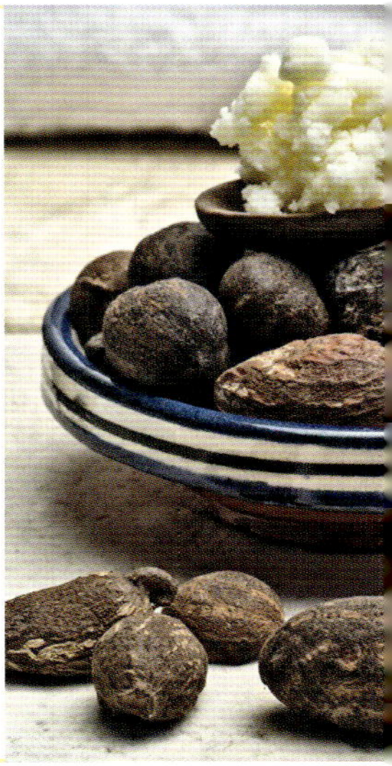

Sojaöl ist ein ausgesprochen wertvolles Kosmetiköl mit hohem Lecithingehalt. Das kalt gepresste Öl ist goldgelb, klar und duftet zart nussig. Raffiniertes Sojaöl ist dünnflüssig, klar und nahezu geruchsneutral. Eine Problematik gerade beim Sojaanbau ist die Genmanipulation der Pflanzen. Achten Sie auf die Kennzeichnung »nativ« und »GMO-frei«. Sojaöl ist ein preiswertes Basisöl, das sehr gut von der Haut aufgenommen wird, nicht fettet und die Haut vor Feuchtigkeitsverlust schützt. Aufgrund des hohen Gehalts an ungesättigten Fettsäuren erzeugt Sojaöl weiche Seife mit ausgezeichneten Pflegeeigenschaften. Das Schaumvolumen ist nur mäßig ausgeprägt. Für Badeöle ist raffiniertes Sojaöl ein optimales Basisöl für jede Haut.

Fettsäuren: 11 % Palmitinsäure, 54 % Linolsäure, 24 % Ölsäure, 6,4 % Alpha-Linolensäure, 3,6 % Stearinsäure, Lecithin, Phytosterole

Jodzahl: 130 | **VZ KOH:** 191 | **VZ NaOH:** 0,13616

Verwendung: in Seifen bis 40 %; in Badezusätzen unbegrenzt

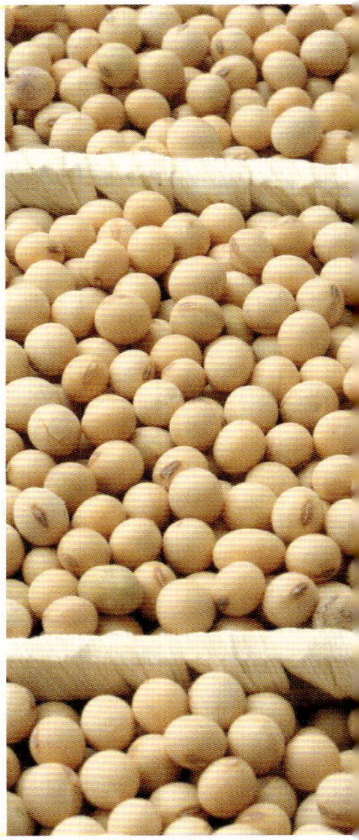

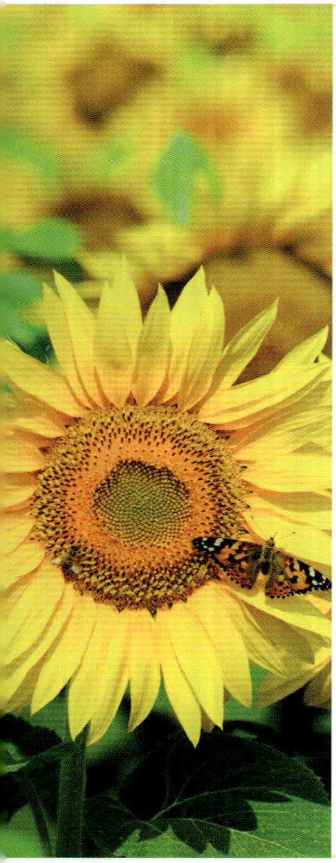

Sonnenblumenöl ist hellgelb, dünnflüssig und duftet zart nussig. Es ist ein preiswertes Basisöl für Seifen und andere Kosmetika. Neben der natürlichen Form werden Zuchtformen mit hohem Linolsäuregehalt (HL; High Linolic), mit hohem Ölsäuregehalt (HO; High Oleic) und weitere angebaut. Die meisten davon werden industriell genutzt. Im Handel sind vorwiegend das natürliche Sonnenblumenöl und das mit hohem Ölsäuregehalt (bis zu 80 Prozent). Letzteres wird als Speiseöl angeboten, da es hoch erhitzbar ist. Sonnenblumenöl erzeugt sehr weiche Seifen, die nicht schäumen. Seifen mit hohem Sonnenblumenöl-Anteil können bei ungünstigen Lagerbedingungen schnell ranzig werden. Das Öl ist oxidationsempfindlich und sollte unbedingt kühl und dunkel, nicht länger als 6 Monate gelagert werden.

Fettsäuren: 7 % Palmitinsäure, 4 % Stearinsäure, 25 % Ölsäure, 65 % Linolsäure, Vitamin E, Squalan

Jodzahl: 131 | **VZ KOH:** 191 | **VZ NaOH:** 0,13616

Verwendung: in Seifen bis 20 %; in Badezusätzen bis 50 %

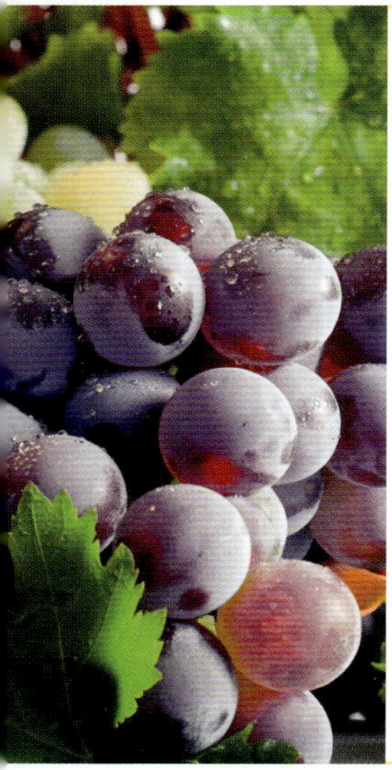

Traubenkernöl ist reich an Linolsäure und natürlichem Lecithin. Es lässt sich gut verteilen, zieht ohne Fettglanz schnell ein. Es hat leicht tonisierende Eigenschaften, bewahrt die Elastizität und die Hautfeuchtigkeit. Es reguliert den Talgfluss und wirkt gegen Verhornungen. Das kalt gepresste Öl schimmert grünlich und duftet nussig-würzig. Die raffinierte Qualität ist klar, gelblich und geruchsneutral. Traubenkernöl ist nicht lange haltbar und sollte daher immer kühl und dunkel gelagert werden. Es erzeugt sehr weiche, gut pflegende Seifen, die nicht schäumen.

Fettsäuren: 7,4 % Palmitinsäure, 72 % Linolsäure, 15,6 % Ölsäure, 3,9 % Stearinsäure

Jodzahl: 125 | **VZ KOH:** 190 | **VZ NaOH:** 0,13544

Verwendung: in Seifen bis 10 %; in Badezusätzen unbegrenzt

Walnussöl ist dunkelgelb, schmeckt angenehm nussig und duftet dezent nach Walnuss. Es ist reich an Linolsäure, lässt sich gut verteilen und zieht schnell ein. Walnussöl erzeugt weiche Seifenstücke, die vor allem trockene Haut und Mischhaut sehr gut pflegen. Es ist sehr oxidationsempfindlich und muss daher immer kühl und dunkel gelagert werden.

Fettsäuren: 7 % Palmitinsäure, 2 % Stearinsäure, 17 % Ölsäure, 60 % Linolsäure, 13 % Alpha-Linolensäure, Lecithin

Jodzahl: 147 | **VZ KOH:** 192 | **VZ NaOH:** 0,13687

Verwendung: in Seifen 5 bis 10 %; in Badezusätzen unbegrenzt

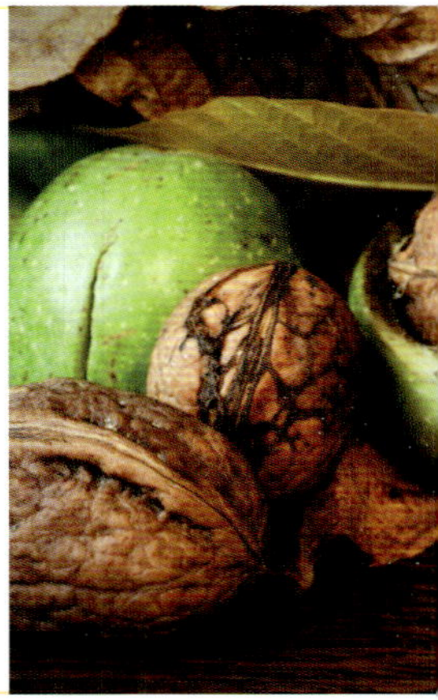

Weizenkeimöl ist ein orangerotes, kräftig nach Getreide duftendes, dickflüssiges Öl. Es ist reich an Linolsäure, Palmitinsäure, Vitamin E und Lecithin. Es festigt das Bindegewebe, reguliert den Hautstoffwechsel und regt die Zellneubildung an. Weizenkeimöl wirkt schwer und fettig auf der Haut. Der hohe Lecithingehalt lässt es dennoch relativ schnell einziehen. Aufgrund des hohen Gehalts an ungesättigten Fettsäuren erzeugt es sehr weiche Seifen, die jedoch ausgezeichnet pflegen.

Fettsäuren: 18 % Palmitinsäure, 1,3 % Palmitoleinsäure, 1,3 % Stearinsäure, 22 % Ölsäure, 51 % Linolsäure, 6,4 % Alpha-Linolensäure, Vitamin E, Lecithin, Squalan, Provitamin A,

Jodzahl: 121 | **VZ KOH:** 184 | **VZ NaOH:** 0,13117

Verwendung: in Seifen und Badezusätzen bis 5 %

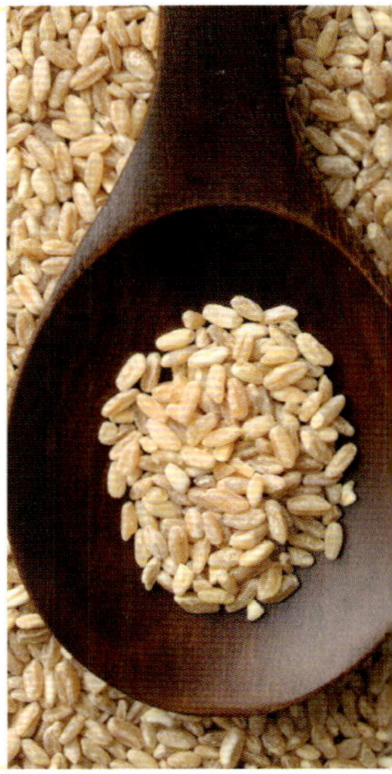

Wildrosenöl wird aus den Kernen der Hagebutten gepresst und ist meist nur in raffinierter Qualität erhältlich. Es ist klar, dünnflüssig und geruchsneutral. Es ist ein ausgesprochen gut pflegendes Öl besonders für trockene, geschädigte Haut. Durch den hohen Gehalt an Alpha-Linolensäure unterstützt es die Regeneration geschädigter, schuppiger Haut.

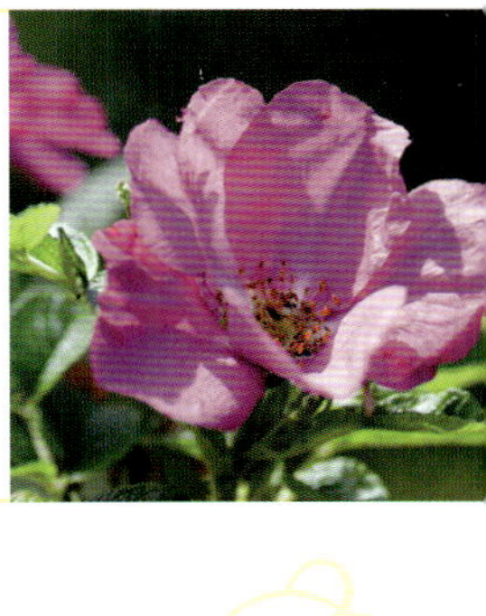

Es stärkt die Zellmembrane und die Elastizität der Haut, reguliert den Feuchtigkeitshaushalt und die Talgdrüsenfunktion.

Fettsäuren: 3,3 % Palmitinsäure, 14,7 % Ölsäure, 45,9 % Linolsäure, 34,2 % Alpha-Linolensäure

Jodzahl: 180 | **VZ KOH:** 183 | **VZ NaOH:** 0,13045

Verwendung: in Seifen und Badezusätzen bis 10 %

Duftstoffe

Duft- und Aromastoffe sind chemische Verbindungen, die den Geruchs- und Geschmackssinn anregen. Sie werden unterteilt in natürliche, naturidentische und synthetische Aromen. Natürliche Duftstoffe sind in der Natur vorkommende Aromastoffe, die durch physikalische (z.B. ätherische Öle), enzymatische oder mikrobiologische (z.B. natürliches Erdbeeraroma) Verfahren hergestellt werden. Naturidentische Duftstoffe stimmen zwar in ihren Eigenschaften mit natürlichen Aromen überein, werden aber im Labor aus einzelnen Duftbausteinen hergestellt. Künstliche/synthetische Aromen kommen so in der Natur nicht vor. Sie werden im Labor entwickelt. Nicht alle Duftstoffe sind für kosmetische Zwecke geeignet. Wir verwenden für unsere Seifen, Badekosmetik und Cremes natürliche ätherische Öle und hochwertige Parfümöle, die speziell für Kosmetika zugelassen sind. Häufig werden in Supermärkten und auf Wochenmärkten kleine Fläschchen mit Parfümölen angeboten. Hier handelt es sich meist um Raumdüfte, die nicht den Reinheitsvorschriften kosmetischer Rohstoffe entsprechen. Diese Duftstoffe können Bestandteile enthalten, die die Haut reizen und unter Umständen Allergien auslösen.

Ätherische Öle werden mittels Destillation oder Extraktion aus Pflanzen gewonnen. Bei Zitrusölen, wie Zitrone oder Orange, befinden sich die Duftzellen in der Fruchtschale. Diese Düfte werden durch Auspressen der Schalen gewonnen. Viele Duftpflanzen enthalten nur geringe Mengen ätherisches Öl. Daher sind sie meist teurer als synthetisch hergestellte Parfümöle. Einige besonders wertvolle Öle, wie Rosen-, Jasmin-, Melissen- oder Irisöl werden wir in der Seife nicht verarbeiten, denn sie zählen zu den teuersten ätherischen Ölen. Wenn Sie beispielsweise eine Rosenseife herstellen möchten, können Sie ätherisches Geraniumöl verwenden oder auf hochwertige Parfümöle oder naturidentische Öle zurückgreifen. Ätherische Öle sind, bis auf wenige Ausnahmen, einfach zu verarbeiten. Nur ganz wenige neigen dazu, den Seifenleim schnell andicken zu lassen und zu verfärben.

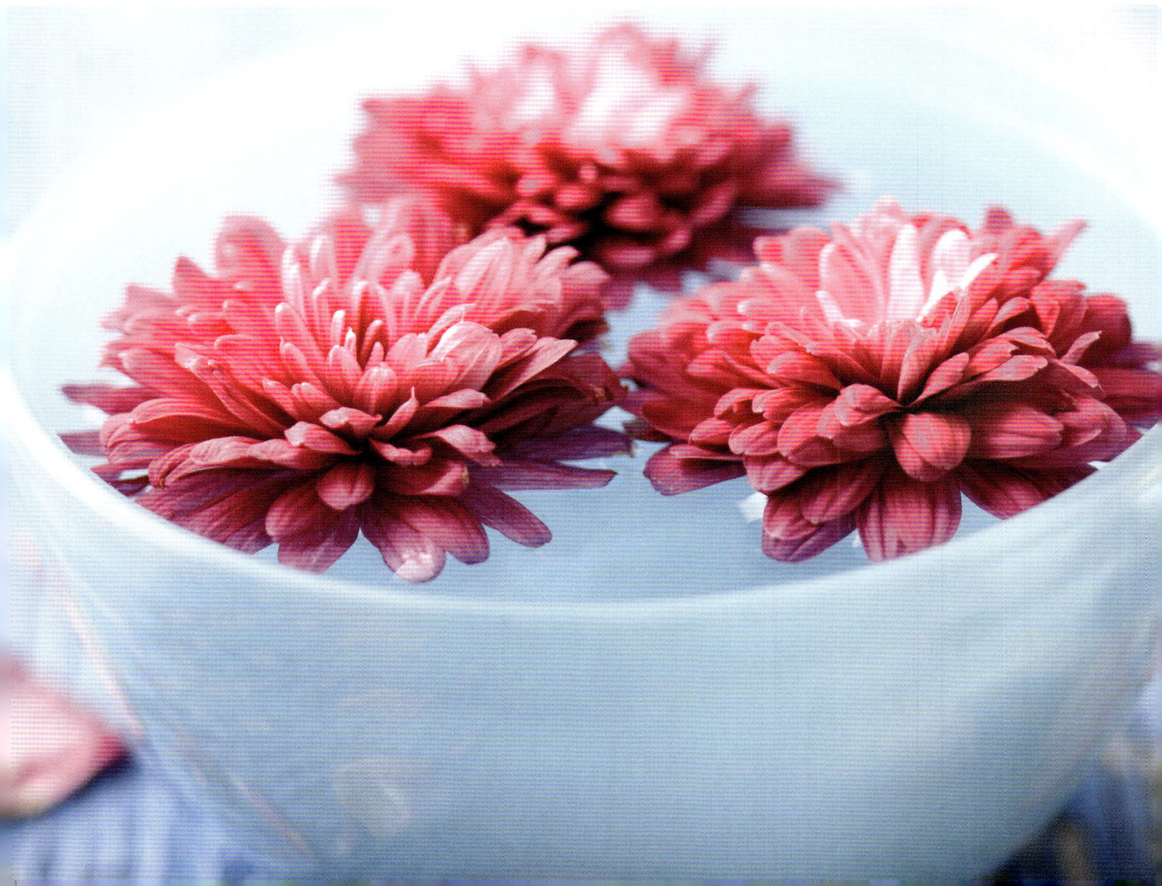

Parfümöle werden aus synthetischen Duftbausteinen hergestellt. Sie sind meist sehr duftintensiv und in der Seife lange haltbar, viele von ihnen neigen aber dazu, den Seifenleim schnell andicken zu lassen und zu verfärben. Es gibt auch Parfümöle, die nicht färben und sich einfach verarbeiten lassen. Informieren Sie sich bei Ihrem Händler, wie sich das ausgewählte Öl beim Verseifungsprozess verhält. Diverse Seifensiederforen (siehe Anhang) bieten Listen über das Verseifungsverhalten vieler Parfümöle. Es lohnt sich, vor der Verarbeitung die Besonderheiten der ausgewählten Düfte in Erfahrung zu bringen.

Einige Rohstoffhändler bieten auch **naturidentische ätherische Öle** an. Dahinter verbergen sich Duftstoffe, die aus natürlichen und synthetischen Substanzen im Labor kreiert werden. Diese Düfte werden preiswerter angeboten, als ihre natürlichen Pendants.

Viele Duftstoffe, auch ätherische Öle, enthalten sogenannte Allergene, die bei empfindlichen Personen Allergien auslösen können. Gehören Sie zu diesem Personenkreis, greifen Sie zu Parfümölen, die als »allergenfrei« ausgezeichnet sind. Oder verzichten Sie auf Duftstoffe in Ihrer Seife. Eine Seife, die nur nach »Seife« duftet, ist genau so schön und pflegend, wie duftende.

Verwendung ätherische Öle: in Seifen ca. 2 bis 4 %, bezogen auf die Fettmenge; in Badeprodukten ca. 1,5 bis 2 % bezogen auf die Gesamtmenge

Verwendung Parfümöle: in Seifen ca. 2 bis 3 % bezogen auf die Fettmenge; in Badeprodukten 1 bis 1,5 %

Für Seifen, die im OHP-Verfahren hergestellt werden, reicht etwa die Hälfte, je nach Intensität des Duftstoffes und der persönlichen Vorliebe.

Farbstoffe

Farbstoffe sind mehr oder weniger färbende Moleküle, die beliebige Träger anfärben können. So z. B. das Keratin von Haut und Haaren oder Flüssigkeiten. Für die verschiedenen Anwendungsformen stehen öllösliche, wasserlösliche und unlösliche Farbstoffe zur Verfügung. Für die Seifensiederei und in pflegender Kosmetik verwenden wir wasserlösliche Farbstoffe mit ganz wenigen Ausnahmen. Gemäß der EU-Richtlinie werden Farbstoffe mit dem Color Index (C.I.) und einer Nummer deklariert. Anhand des Nummernkreises kann man erkennen, ob es sich z. B. um ein anorganisches Pigment oder um einen Azofarbstoff handelt. Erstere sind im Nummernkreis 77000-77999 zu finden. Letztere tragen C.I.-Nummern von 11000-19999. Die EU-Kosmetikverordnung regelt auch den Anwendungsbereich der Farbstoffe, denn nicht jeder Farbstoff ist für jeden Zweck geeignet. Folgende Anwendungsbereiche werden angezeigt:

Anwendungsbereich 1: für alle kosmetischen Mittel erlaubt.
Anwendungsbereich 2: nicht erlaubt zur Anwendung am Auge (nicht für Lidschatten, Abschminkprodukte etc.).
Anwendungsbereich 3: nicht erlaubt an den Schleimhäuten (nicht für Lippenstifte, Mundwässer etc.).
Anwendungsbereich 4: nur zur kurzen Verweildauer auf der Haut erlaubt (z. B. für Seife und andere Reinigungsmittel).

Seifen- und Kosmetikfarben werden aus unterschiedlichen Substanzen hergestellt. Sie sind meist als Pulver, Paste oder Flüssigkeit erhältlich. Die meisten dieser Farben sind wasserlöslich, einfach zu verarbeiten und farbintensiv. Dosieren Sie sparsam, meist genügt eine Messerspitze des Pulvers für 1000 g Seife. Lösen Sie das Pulver in etwas destilliertem Wasser und rühren Sie es in den angedickten Seifenleim. Auch für Badeprodukte und andere Kosmetika können diese Kosmetikfarben verwendet werden.

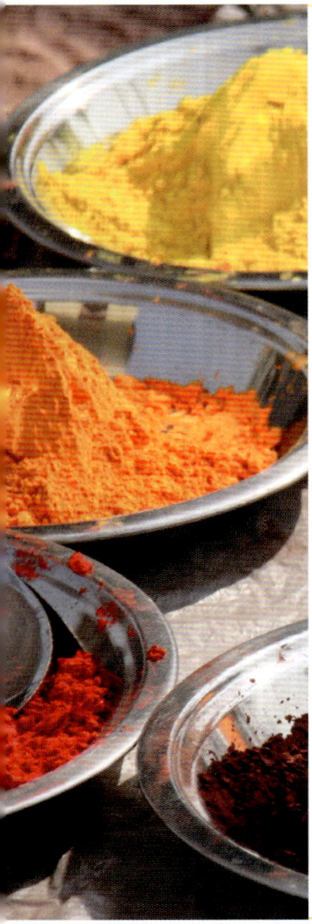

Pflanzenfarben sind natürliche Extrakte aus Blättern, Früchten, Holz und Fruchtkernen verschiedener Pflanzen. Sie sind wasserlöslich, nicht deckend und wenig lichtbeständig. Beispiele: Anthocyane aus Johannisbeere; Chlorophylle, ein grüner Farbstoff aus Spinat, Luzerne und Brennnessel; Indigo, blauer Farbstoff aus den Blättern des Indigostrauches; Karotinoide (öllöslich), gelber Farbstoff aus Karotten; Betanin, roter Farbstoff aus Roten Rüben. Der Farbstoff aus Holunder ist nicht pH-stabil, er färbt in saurem Milieu rot, in alkalischem Milieu malven-blau. Eine Besonderheit unter den Pflanzenfarben bilden Annattosamen, Curcuma und Alkannawurzelpulver. Sie sind nicht wasserlöslich. Zum Färben der Seife werden die Pulver mit Öl oder Sahne gemischt bzw. ein Ölauszug hergestellt (Annatto) und dann in den Seifenleim gerührt. Annattosamen färbt gelborange, Curcuma färbt gelb und Alkanna färbt im alkalischen Milieu blau bis violett und im sauren Milieu rot. Pflanzenfarben können sowohl in Seifen als auch in Badeprodukten eingesetzt werden. Für gute Farbergebnisse in der Seife ist meist eine Gelphase nötig. Planen Sie Ihre Rezepte entsprechend.

Verwendung: in Seife ca. 8 bis 10 g pro 1000 g Fett;
in Badezusätzen ca. 2 bis 4 %

Lebensmittelfarben sind wasserlöslich, nicht deckend und werden meist synthetisch aus Natrium-, Kalium- oder Calciumsalzen hergestellt. Sie sind mit Ausnahme von E128, E154 und E155 für den Anwendungsbereich 1 zugelassen. Lebensmittelfarben können sowohl für Badeprodukte und Cremes als auch für Seifen verwendet werden.

Verwendung: in Badeprodukten ca. 0,1 bis 0,2 %

Tonerden gibt es als weiße, grüne, gelbe, rote und rosa Erde. Sie bestehen aus Quarzsand, Feldspat, Glimmer, Kalk Montmorrillonit, Mineralien und Spurenelementen. Die unterschiedliche Färbung entsteht durch die enthaltenen Eisen-, Kupfer- und Magnesiumoxide. Tonerden erzeugen in der Seife zarte Pastelltöne und eignen sich daher hervorragend zum Färben. Auch Badekugeln und Badesalze können mit Tonerde gefärbt werden. Die Erden sind weder wasser- noch öllöslich. Zum Färben der Seife verrühren Sie die Tonerde mit etwas Öl (von der Gesamtmenge abnehmen) oder Wasser und geben Sie diese Mischung in den Seifenleim. Zum Einfärben von Badekugeln o. Ä. mischen Sie die Tonerde mit den anderen Pulverzutaten.

Verwendung: je nach gewünschter Farbintensität ca. 3 bis 5 g pro 1000 g Fett; in Badeprodukten ca. 0,5 bis 1,5 %

Titandioxid, ein weißes Pulver, ist in unterschiedlichen Partikelgrößen erhältlich. Die mikrofein vermahlenen Partikel werden als Sonnenfilter eingesetzt. Die gröberen Pulver dienen als Weißpigment in dekorativer Kosmetik und zum Weißfärben der Seifen. Titandioxid ist weder wasser- noch öllöslich. Es muss vor der Verwendung gut dispergiert werden, damit später in der Seife keine Flecken zu sehen sind. Titandioxid kann mit etwas Öl sehr fein verrieben oder mit destilliertem Wasser vermischt werden, wenn man nur einen Teil des Seifenleims weiß färben will. Möchte man die ganze Seife aufhellen oder weiß färben, rührt man das Pigment in die abgekühlte Lauge. Titandioxid kann bei höherer Dosierung und einer heftigen Gelphase unschöne Schlieren verursachen. Für Badeprodukte ist Titandioxid nicht geeignet.

Verwendung: ca. 5 bis 10 g auf 1000 g Fett

Milch und Milchprodukte

Milchprodukte erzeugen in der Seife einen schönen cremigen Schaum und ein angenehmes Hautgefühl. **Frische Milch** ist jedoch nicht ganz einfach zu verarbeiten. Sie muss tiefgefroren sein, weil sie durch den enthaltenen Milchzucker die Lauge stark erhitzt. Außerdem enthält sie Milchfette, die mit Natriumhydroxid reagieren, also verseifen. Falls Sie die Lauge mit frischer Milch anrühren möchten, frieren Sie am Vortag die abgewogene Milch in Eiswürfelbehälter. Geben Sie die Milcheiswürfel ins Laugengefäß und lassen NaOH in kleinen Portionen darüber rieseln. Die Würfel schmelzen, das NaOH löst sich durch sanftes Umrühren auf. Manchmal bleiben winzige Krümel von der Lauge ungelöst in der Milch. Ich empfehle, die Laugenmilch durch ein Plastiksieb zu den Fetten zu gießen. So verhindern Sie, dass ungelöste Lauge in die Seife gerät.

Unproblematischer in der Verarbeitung ist **Milchpulver**. Es wird durch Sprühtrocknung aus frischer Milch hergestellt. Im Handel sind verschiedene Milchsorten als Pulver erhältlich. Sehr verbreitet ist Magermilch- und Vollmilchpulver aus Kuhmilch, die Sie in jedem gut sortierten Supermarkt bekommen. Auch Schafmilch-, Ziegenmilch-, Buttermilch-, Joghurt- und Molkepulver werden gerne in Seife und Badepulver verwendet. Sie haben alle ihren ganz typischen Geruch. Alle Milchpulver können in kosmetischen Produkten wie Seifen, Cremes, Lotionen, Badezusätzen und Duschgel eingesetzt werden, welches Sie verwenden, bleibt Ihrer persönlichen Vorliebe überlassen. Zur Verarbeitung in der Seife verrühren Sie das Pulver mit leicht angewärmten destillierten Wasser, bis es klümpchenfrei ist und geben diese Mischung in den angedickten Seifenleim. Milchseife sollte nicht isoliert werden. Wird sie zu warm, kann ein unangenehmer Ammoniakgeruch entstehen. Ich stelle meine Milchseifen immer an einem kalten Ort und helfe notfalls mit Kühlakkus nach, die ich unter die Seifenform lege. Dadurch verlängern sich Verseifungsprozess und Reifezeit.

Auch **Quark** oder frischer **Joghurt** kann in Seife verarbeitet werden. Geben Sie die frischen Milchprodukte in den angedickten Seifenleim. Damit die Seife nicht zu weich wird, sollten Sie die Wassermenge entsprechend reduzieren.

Verwendung: ca. 5 bis 10 % der Fettmenge; Milchpulver für Badeprodukte bis 100 %

Kokosmilch in der Dose ist in der Regel eine Mischung aus Wasser, Fett und häufig auch Kokosmark. Sie ist sehr fett, daher sollte die Lauge nicht mit Kokosmilch angerührt werden. Die darin enthaltenen Fette würden sofort verseifen. Geben Sie die Kokosmilch in den angedickten Seifenleim und reduzieren Sie die Wassermenge entsprechend. Seife mit Kokosmilch sollte nicht isoliert werden.

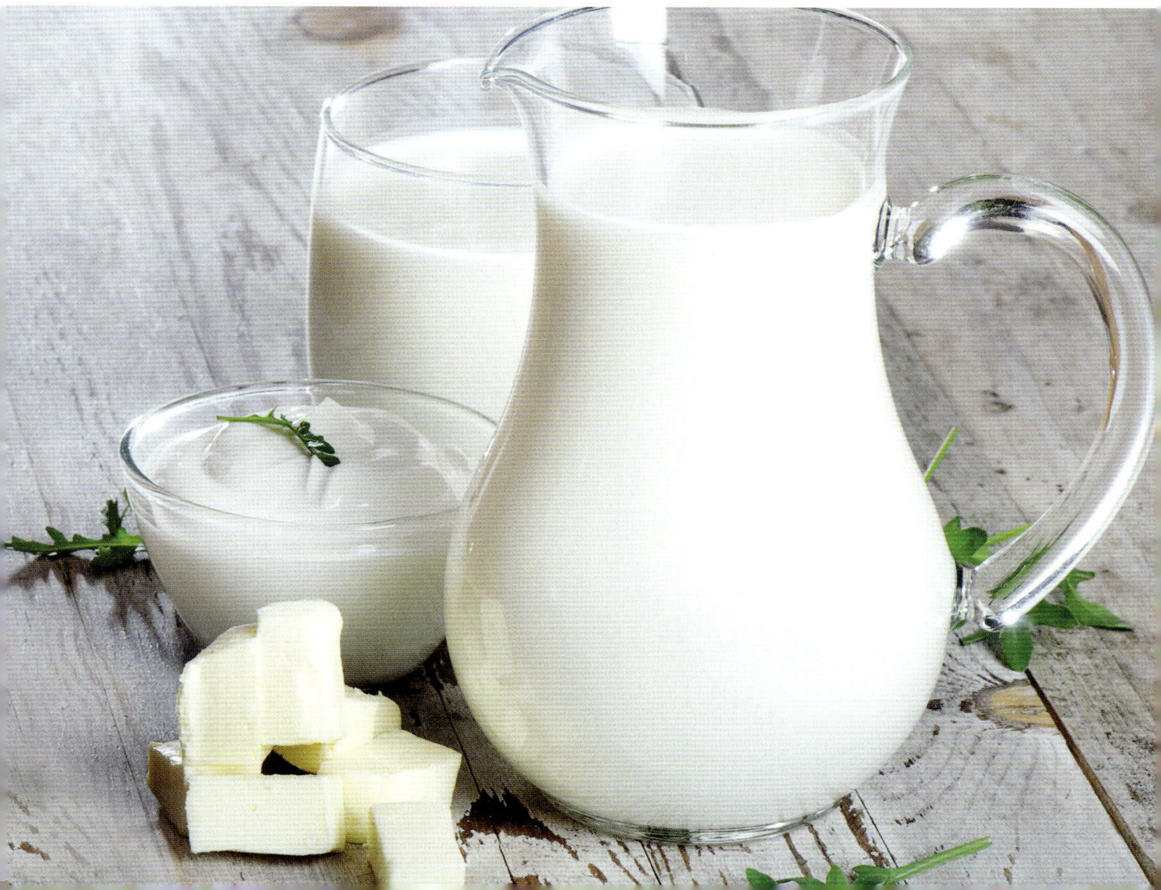

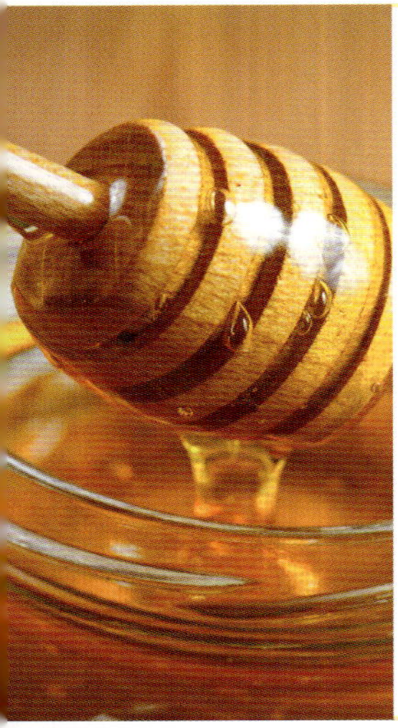

Honigpulver wird durch Sprühtrocknung aus Bienenhonig hergestellt. Es ist ein feines, leicht beigefarbenes Pulver, das lecker nach süßem Honig duftet. Es ist stark hygroskopisch und sollte immer gut verschlossen und trocken gelagert werden. Nur wenige Rohstoffhändler haben Honigpulver im Sortiment. Alternativ können Sie eine Art Honigpulver selber machen. Verrühren Sie einen Teil flüssigen Honig mit zwei Teilen Stärke und mahlen Sie diese Mischung in einem Multimixer zu feinem Pulver. Wenn Sie ihr selbst gemachtes Honigpulver für Baderezepte verwenden, verdoppeln Sie die angegebene Pulvermenge. Honigpulver ist relativ teuer. Zur Verwendung in Seife ist es zu schade. Hier ist flüssiger Honig besser geeignet.

Magnesiumsulfat, auch Bittersalz oder Epsomsalz genannt, ist ein natürliches Salzmineral, das auf Salzstöcken vorkommt. Häufig wird es jedoch synthetisch aus Magnesium und Schwefelsäure hergestellt. Es ist stark wasseranziehend und schmeckt bitter, daher hat es auch den Namen »Bittersalz« erhalten. Bittersalz wird in der Medizin auch als Abführmittel eingesetzt. In Kosmetika dient es als Rieselhilfe in Badesalzmischungen.

Maisstärke wird durch Auswaschen mit Kochsalzlösung aus Mais gewonnen. Stärke ist ein Polysaccharid und zählt zu den wichtigsten Speicherstoffen in pflanzlichen Zellen. Sie kann sehr viel Wasser binden, vor allem, wenn sie erhitzt wird. Im kosmetischen Bereich verwenden wir Maisstärke als Bindemittel in Badezusätzen, wie z.B. in Badekugeln oder in Badesalzen.

Natriumbicarbonat ist ein weißes, Gries ähnliches Pulver, auch als »Kaisernatron«, »Speisesoda« oder »Backsoda« bekannt. Die chemische Bezeichnung für diesen Stoff lautet $NaHCO_3$. Es ist Bestandteil von Backpulver, man findet es im Supermarkt bei den Backzutaten oder Gewürzen. In der Putz- und Waschmittelabteilung gibt es ein Pulver, das so ähnlich klingt: Natriumcarbonat. Verwechseln Sie diese beiden Stoffe nicht! Die chemische Bezeichnung für Natriumcarbonat lautet Na_2CO_3. Dieser Stoff ist für Kosmetika nicht geeignet, denn er kann Hautreizungen verursachen. Natriumbicarbonat ist ein rein doppeltkohlensaures Natron, das Säuren bindet und in neutrale Salze und sprudelnde Kohlensäure umwandelt. Es ist mild alkalisch. Natriumbicarbonat ist, in Verbindung mit Zitronensäure, eine wichtige Grundzutat für sprudelnde Badekugeln.

Natriumhydroxid, auch Ätznatron, Seifenstein, kaustisches Soda genannt, ist ein weißer, kristalliner Feststoff mit der Kennzeichnung »Gefahrstoff: ätzend!«. Er kommt als Perlen oder Plättchen in den Handel. Die chemische Formel lautet NaOH, die auch allgemein als Abkürzung verwendet wird. NaOH ist stark hygroskopisch. Das heißt, es zieht stark Feuchtigkeit aus der Luft an. Mit dem Kohlenstoffdioxid aus der Luft reagiert es zu Natriumcarbonat. Zur Seifenherstellung ist es in dieser Form nicht mehr zu gebrauchen. Deshalb muss NaOH unbedingt gut verschlossen und absolut trocken gelagert werden. NaOH ist stark ätzend. Wer mit diesem Stoff hantiert, muss unbedingt die strengen Sicherheitsvorschriften beachten. Schon ein kleiner Spritzer Natronlauge auf der Haut führt zu starken Verätzungen. Lagern Sie Ätznatron immer an einem sicheren Ort, unerreichbar für Kinder und Haustiere. Natriumhydroxid darf auf keinen Fall in Kinderhände gelangen. NaOH ist in Wasser gut löslich: 1260 g/l bei 20° C. Es löst sich unter starker Hitzeentwicklung klar auf. Verkauft wird es vorwiegend über Apotheken. Dort werden Sie eingehend auf die Sicherheitsvorschriften hingewiesen und erhalten entsprechende Unterlagen. Auch Kosmetikrohstoffhändler führen NaOH (siehe »Bezugsquellen«, S. 158).

Peelingsubstanzen wie z. B. gemahlene Haferflocken, gemahlene Nüsse und Kaffeemehl erzeugen einen sanften Peelingeffekt. Kokosraspel, Mandelkern-Olivenstein-Granulat oder Luffaflocken sollten den unempfindlichen Häuten oder spezieller den Fußpeelingseifen vorbehalten bleiben. Dosieren Sie alle Peelingsubstanzen sehr vorsichtig. In der Regel sind 1 bis 4 Prozent bezogen auf die Fettmenge, ausreichend.

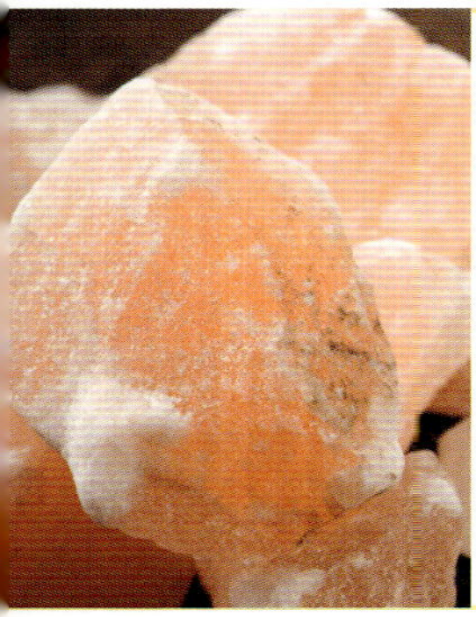

Rosa Steinsalz wird unter dem Handelsnamen »Himalajasalz« angeboten. Es stammt nicht aus dem Himalajagebirge, wie fälschlicherweise häufig geworben wird. Rosa gefärbtes Steinsalz wird vorwiegend in Pakistan und Polen gewonnen. Die rosa Farbe erhält es durch geringfügige Einlagerungen von rotem Eisenoxid. Für Badesalze oder als Peelingzusatz kann es aber auch durch normales Kochsalz oder fein gemahlenes Meersalz, das entsprechend eingefärbt wird, ersetzt werden.

Salz, egal ob normales Kochsalz oder Meersalz, in wohldosierter Menge erzeugt harte Seifenstücke. Wenn Ihr Rezept einen hohen Anteil flüssiger Öle vorsieht oder wenn Sie schnell feste Seife möchten, weil Ihnen die Geduld fehlt, lösen Sie etwas Salz im Laugenwasser, bevor Sie NaOH einrühren. Salz in hoher Dosierung ergibt sogenannte Salzseife, die vor allem für fette, unreine Haut empfohlen wird. Für spezielle Salzseife stellen Sie zunächst einen dicken Seifenleim her, dann lassen Sie das Salz unter Rühren mit dem Kochlöffel einrieseln. Salzseife wird sehr hart und kann beim Schneiden bröseln. Verwenden Sie für Salzseife vorzugsweise Einzelförmchen. Je mehr Salz enthalten ist, desto weniger wird die Seife schäumen. Durch geschickte Kombination der Fette und anderer Zutaten können Sie auch Salzseife zum Schäumen bringen (siehe Rezept auf Seite 114).

Verwendung: ca. 0,5 % (1 Tl auf 1000 g Fett); für Salzseife 50 bis 100 % der Fettmenge

Totes-Meer-Salz ist eine Besonderheit unter den Salzen. Es ist sehr mineralreich, fühlt sich feucht an und hat manchmal einen leichten Gelbstich. Totes-Meer-Salz wirkt anregend auf den Stoffwechsel, es fördert die Durchblutung, wirkt hautstraffend, reguliert den Abschuppungsprozess und die Talgproduktion. Es wird häufig bei fetter, unreiner oder schuppiger Haut und bei Schuppenflechte und Neurodermitis eingesetzt. Totes-Meer-Salz ist ein wundervoller Badezusatz, aber aufgrund seines hohen Mineralgehaltes für Seifen nicht geeignet.

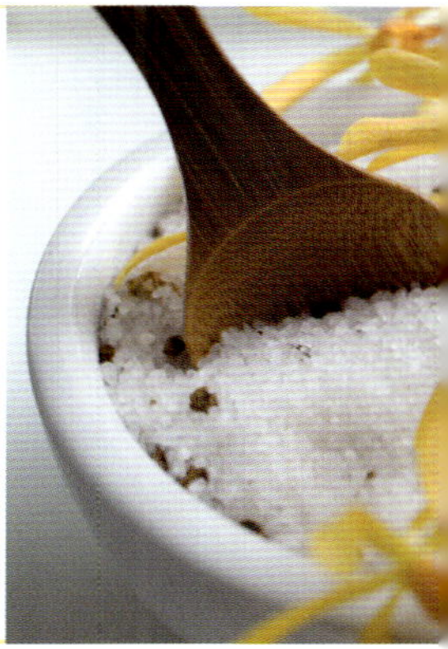

Zitronensäure wurde früher aus Zitronensaft gewonnen. Heute jedoch wird sie industriell mithilfe des Schimmelpilzes Aspergillus niger hergestellt. Die weißen Kristalle schmecken und riechen sauer, der Hautkontakt kann zu Reizungen führen. Zitronensäure ist ein wichtiger Grundstoff für sprudelnde Badekugeln. Zitronensäure kann auch als »Kalklöser« in Seifen eingesetzt werden. Ich habe allerdings noch keinen nennenswerten Unterschied zwischen Seifen mit oder ohne Zitronensäure bemerkt. Da Säure die Lauge neutralisiert, muss sie bei der Laugenberechnung berücksichtigt werden. Sie benötigen pro Gramm Zitronensäure 0,6 g NaOH mehr. Lösen Sie zuerst die Säure in der Laugenflüssigkeit und rühren Sie dann NaOH ein. Niemals umgekehrt! Die Säure setzt eine heftige Reaktion in Gang, durch die die Lauge extrem heiß wird und unter Umständen explosionsartig nach oben spritzen kann. Völlig ungefährlich ist es, die Zitronensäure in etwas Wasser zu lösen und in den angedickten Seifenleim zu rühren.

Dosierung: ca. 1 bis 3 % der Gesamtfettmenge

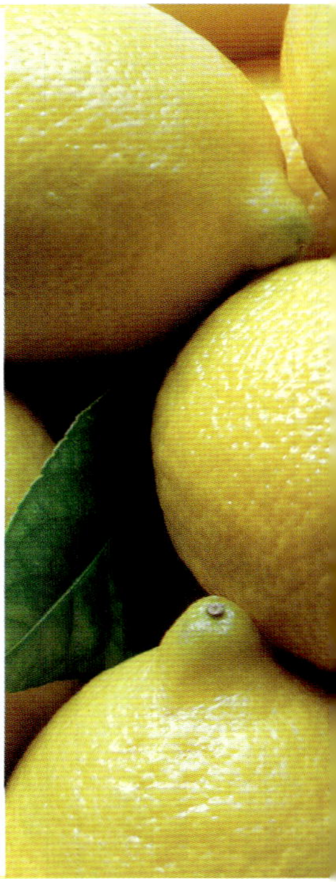

Zucker als Seifenzutat ist ein wahrer »Schaumbooster«. Er bringt die Seife so richtig zum Schäumen. Allerdings führt er auch dazu, dass der Verseifungsprozess sehr heiß verläuft. Auf die Isolierung können Sie deshalb verzichten. Lösen Sie den Zucker im Laugenwasser vollständig auf und rühren Sie dann das Natriumhydroxid ein.
Verwendung: ca. 10 % der Gesamtmenge

Emulgatoren

Ceralan ist chemisch verändertes Bienenwachs. Das feinkrümelige, hellgelbe Wachs schmilzt bei ca. 65 °C. Ceralan kann mit Pflanzenölen stabile und glatte Ölgele erzeugen. Diese Gelstrukturen halten Pigmente und Salze in der Schwebe, sodass eine gleichmäßige Verteilung der Komponenten im Produkt gewährleistet ist. Ölgele mit Ceralan zeichnen sich durch eine sehr gute Verteilbarkeit und ein weiches, samtiges Hautgefühl aus.

Dermofeel G10LW ist ein Lösungsvermittler/Emulgator auf natürlicher Basis. Die klare, leicht viskose Flüssigkeit wird aus Glycerin und Laurinsäure hergestellt. Dermofeel G10LW ist Ecocert zertifiziert und uneingeschränkt für Naturkosmetik zugelassen. Seine Vorzüge liegen in seiner sehr guten Haut- und Schleimhautverträglichkeit, seinem angenehmen Hautgefühls und seiner guten biologischen Abbaubarkeit. Er erzeugt mit Duft- und anderen öllöslichen Stoffen, wie z. B. Bisabolol oder Vitamin E klare wässrige Lösungen. Er unterstützt das Schaumvolumen in Duschgelen und Shampoos. Je nach Rezeptur kann man mit Dermofeel G10LW klare Dusch- und Badeschäume herstellen
Dosierung: Auf 1 Teil Öl werden ca. 5 Teile Dermofeel G10LW gerechnet.

Fluidlecithin Super ist ein ausgezeichneter natürlicher Emulgator. Die klare, goldgelbe, sirupartige Flüssigkeit mit dem typischen Geruch besteht aus Phosphatidylcholin, Distelöl, Glycerin, Triglyceride aus Caprin- und Caprylsäure, Glycerinmonostearat, Weingeist und Vitamin C Palmitat. Fluidlecithin kann heiß und kalt verarbeitet werden. Dies prädestiniert ihn als guten Emulgator für ölige Badezusätze. Vorteil: Er beeinflusst nicht die Farbe der Badeöle; Nachteile: Das Badeöl muss vor Gebrauch geschüttelt werden, da sich Fluidlecithin nach einiger Zeit am Flaschenboden absetzt. Der strenge Lecithingeruch kann die Beduftung der Badezusätze überlagern.

Lanolin (anhydrid) ist ein wachsartiges, dunkelgelbes bis bräunliches, zähes und sehr klebriges Fett. Es wird aus Schafwolle ausgewaschen. Dieses Fett dient den Schafen als Schutzfilm, damit die Wollfasern nicht durchnässen. Lanolin besteht aus einem sehr komplexen Gemisch aus verschiedenen Esterverbindungen, Di-Ester und Hydroxyester. Darunter verschiedene Alkohole, Sterole und Fettsäuren. Vor allem die Sterole sind für die ausgezeichneten Pflegeeigenschaften verantwortlich. Besonders sehr trockene, rissige und geschädigte Haut profitiert von den weich machenden und schützenden Eigenschaften. Lanolin ist auch ein natürlicher Emulgator, der die dreifache Menge seines Gewichtes an Wasser binden kann. Schon eine geringe Menge Lanolin erzeugt sehr pflegende Badeöle und Seifen.

Hinweis: Apotheker verstehen unter »Lanolin« ein Gemisch aus Paraffin, Wollwachs und Wasser. Fragen Sie dort gezielt nach »Wollwachs wasserfrei« oder »Wollfett wasserfrei«.

Jodzahl: 32 | **VZ KOH:** 100 | **VZ NaOH:** 0,07128

Verwendung: in Seifen bis 5 %; in Badeprodukten bis 15 %

Lysolecithin ist ein natürlicher Emulgator für Badezusätze und Cremes, der heiß und kalt verarbeitet werden kann. Das gelb-braune, sirupartige Lysolecithin wird durch enzymatische Behandlung aus Sojalecithin hergestellt. Der Emulgator birgt jedoch einige Nachteile: Aufgrund seiner intensiven Farbe färbt er das Endprodukt vanillegelb – was, wenn die Färbung gewünscht ist, natürlich auch ein Vorteil sein kann. Der intensive Geruch kann die zugesetzten Duftstoffe überlagern. Lysolecithin bleibt im Badeöl nicht gleichmäßig verteilt und setzt sich, wie Fluidlecithin Super, am Flaschenboden ab. Badeöle mit Lysolecithin müssen vor Gebrauch kurz geschüttelt werden.

Mulsifan ist ein synthetisch hergestellter Emulgator. Er ist geruchsneutral, klar und dünnflüssig. Mulsifan ist ein exzellenter Badeölemulgator mit hoher Emulgierfähigkeit. Vorteile: Er verfärbt die Endprodukte nicht, löst sich klar auf und setzt sich nicht ab. Nachteil: Mulsifan ist nicht für reine Naturkosmetik zugelassen. Wir verwenden Mulsifan in einigen Produkten, um die Farbgebung nicht zu beeinflussen. Wenn es Ihnen »natürlich« lieber ist, ersetzen Sie Mulsifan durch Fluidlecithin Super.

Tenside

Cocos Glucosid ist ein Zuckertensid der neuen Generation. Es wird aus verschiedenen natürlichen Fettalkoholen und einem Glycosid hergestellt. Cocos Glucosid gilt als sehr mild und reizfrei. Es besitzt eine gute Reinigungskraft, schäumt aber nicht sehr üppig. In Mischungen unterstützt und stabilisiert es das Schaumvolumen anderer Tenside. Cocos Glucosid wird vorwiegend als Co-Tensid mit ca. 10 bis 15 Prozent in einer Tensidmischung eingesetzt. Die waschaktive Substanz beträgt 51 Prozent.

Kokosbetain ist ein amphoteres Tensid mit geringem Eigengeruch. Die hellgelbe, klare Flüssigkeit wird aus Kokos- und Palmkernöl gewonnen. Es besitzt leichte filmbildende Eigenschaften, wirkt irritationsmildernd und gilt allgemein als reizarm. Kokosbetain verfügt nur über eine mittlere Schaumkraft, die man jedoch mit etwas Glycerin verbessern kann. Seine waschaktive Substanz beträgt 30 Prozent.

Lathanol LAL (SLSA) ist ein anionisches Tensid, das als weißes, feines Pulver angeboten wird. Es wird aus Laurinsäure und organischen Salzen der Essigsäure hergestellt. Lathanol LAL verfügt über ein ausgezeichnetes Reinigungs- und Schaumbildungsvermögen. Dieses Pulvertensid ist der Grundstoff für feste Schaumbadstücke, schäumendes Badepulver und festes Haarshampoo. Wenn man es in 80 °C heißem Wasser löst, kann man es auch als Co-Tensid in flüssige Produkte einarbeiten. Die waschaktive Substanz beträgt 65 Prozent.

Plantapon SF ist eine Tensidmischung, die aus 10 bis 20 Prozent amphoterem Tensid, 5 bis 10 Prozent nichtionischem Tensid, 2 bis 10 Prozent anionischem Tensid und 5 bis 15 Prozent Glycerin besteht. Die Grundsubstanzen basieren vorwiegend auf Fettsäuren die aus Palmkern-, Kokos- und Maiskeimöl gewonnen werden. Plantapon SF ist sehr sanft zur Haut, trocknet nicht aus und schäumt ausgezeichnet. Die waschaktive Substanz beträgt 30 Prozent.

Weitere feine Zutaten für Seifen

Bienenhonig wurde schon in der Antike als Kosmetikum verwendet. Er besteht aus einer komplexen Mischung verschiedener Kohlehydrate. Honig enthält ca. 38 Prozent Fruchtzucker und ca. 31 Prozent Traubenzucker, verschiedene Enzyme, Vitamine, Aminosäuren, Pollen, Mineralstoffe, über 120 Aromastoffe und Wasser. Honig ist eine beliebte Seifenzutat, denn der hohe Zuckergehalt verbessert das Schaumvolumen deutlich. Allerdings heizt er den Seifenleim stark auf. Im schlimmsten Fall kann sich die Rohseife trennen. Seifen mit Honig sollten daher nicht isoliert werden. Durch die entstehende Wärme während des Verseifungsprozesses karamellisiert der Zucker und färbt die Seife braun. Mischen Sie den Honig mit etwas Wasser und geben Sie diese Mischung in den angedickten Seifenleim. Stellen Sie die Form an einen kühlen Ort. Für Badeprodukte ist Bienenhonig nur bedingt geeignet. Honigpulver, gekauft oder selbst gemacht, ist hierfür angenehmer in der Verarbeitung.

Verwendung: 1 bis 3 % der Fettmenge

Früchte und Gemüse wie z.B. Banane, Erdbeeren, Avocado, Gurke usw. unterstützen die Cremigkeit des Seifenschaums und sorgen für ein weiches Hautgefühl. Die pürierten Früchte und Gemüse werden in den angedickten Seifenleim gerührt. Bei stark wasserhaltigem Gemüse wie z.B. Gurken, sollten Sie die Wassermenge entsprechend reduzieren, damit die Seife nicht zu weich wird. Die meisten Früchte und Gemüse werden während des Verseifungsprozesses braun. Ausnahmen sind Gurken, Avocado und Karotten.

Verwendung: ca. 25 bis 50 g auf 1000 g Fett

Kräuter und Blüten wie z. B. Ringelblumen oder Rosmarin werden häufig als sanfter Peelingzusatz oder zur Dekoration in Seifen eingesetzt. Mahlen Sie die getrockneten Kräuter so fein wie möglich, mischen Sie das Pulver mit etwas Öl (von der Gesamtmenge abnehmen) und rühren Sie die Paste in den angedickten Seifenleim. Zu viele Kräuter erzeugen ein unangenehmes Rubbelgefühl auf der Haut. Etwa 3 bis 5 g getrocknete Kräuter und Blüten auf 1000 g Fett reichen meiner Erfahrung nach aus. Von frischem Pflanzenmaterial können Sie etwas mehr nehmen. Die geballte Kraft pflanzlicher Wirkstoffe gelangt über eine Kombination von Heißauszug (Tee) und Ölauszug (Kräuteröl) in die Seife. Setzen Sie den Ölauszug etwa zwei Wochen vor dem geplanten Siedetag an. Legen Sie die gewünschten Kräuter in einem Öl ein, das Sie für die Seife verwenden möchten. Anschließend gießen Sie die Mischung durch ein sauberes Geschirrtuch. Alternativ können Sie auch fertige Ölauszüge kaufen, z. B. Ringelblumen-, Johanniskraut- oder Algenöl. Zur Berechnung der Laugenmenge ist das Trägeröl maßgebend. Falls es nicht auf dem Etikett vermerkt ist, fragen Sie Ihren Händler. Für einen Heißauszug kochen Sie einen starken Tee, lassen Sie ihn erkalten und lösen darin NaOH auf. Fast alle Kräuter und Blüten werden während des Verseifungsprozesses braun. Ausnahme: Das zarte Gelb-Orange der Ringelblumenblüten bleibt erhalten.

Seide verleiht der Seife einen glatten Griff und verbessert die Schaumqualität. Seidenseife hinterlässt ein glattes, seidiges Gefühl auf der Haut. Verwenden Sie reine Seidenfasern (Tussahseide) und lösen Sie die Fasern in der Natronlauge auf. Alternativ können Sie auch flüssiges Seidenprotein verwenden. Verdünnen Sie dieses mit etwas Wasser und geben Sie es ganz zum Schluss in den fertigen Seifenleim. Vorsicht: Der Seifenleim dickt sehr schnell an.

Verwendung: Tussahseide ca. 0,5 g auf 1000 g Fett;
flüssige Seide ca. 10 g auf 1000 g Fett

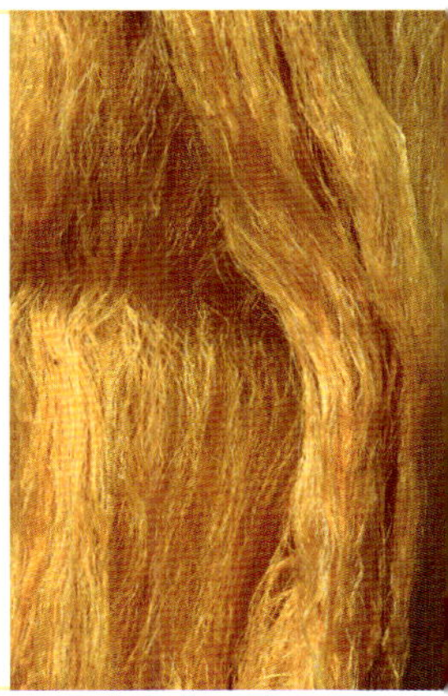

DIE PRAXIS:
SEIFEN HERSTELLUNG IM DETAIL

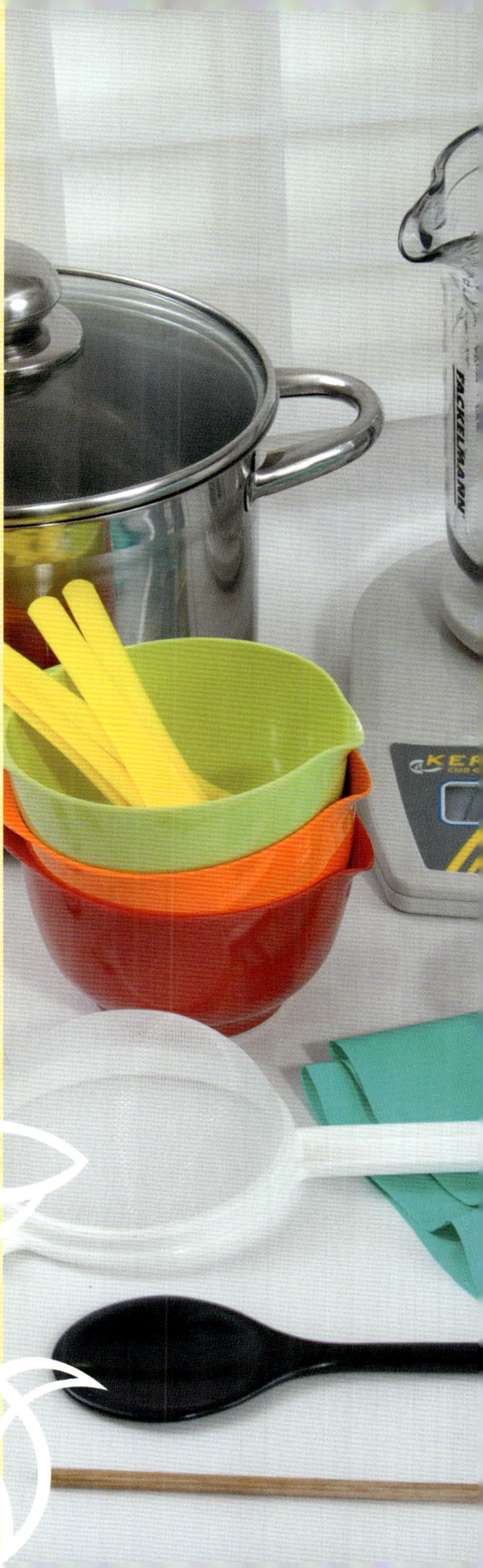

Arbeitsgeräte und Zubehör für die Seifensiederei

Zum Seifesieden benötigen Sie spezielles Zubehör. Einige dieser Geräte haben Sie vielleicht schon zu Hause, andere müssen Sie sich anschaffen. Wenn Sie Töpfe, Kochlöffel und Silikonbackformen aus Ihrem Bestand für die Seifenherstellung verwenden, sollten Sie diese in der Regel nicht mehr zum Kochen benutzen. Das Geschirr wird zwar nach dem Sieden gründlich gereinigt, aber vor allem Duft- und Farbstoffe hinterlassen häufig Spuren. Eine Silikonform, die mit Parfümölen in Kontakt war, wird nie mehr so sauber, dass Sie darin wieder Kuchen backen können. Deshalb sollten Sie das Zubehör separat aufbewahren und nur noch zum Seifesieden verwenden. Zur Seifenherstellung benötigen Sie folgende Utensilien.

1 Schutzbrille

Sobald Sie Natriumhydroxid abwiegen, müssen Sie eine Schutzbrille aufsetzen, auch dann, wenn Sie bereits eine Brille tragen. Sie schützt Ihre Augen vor Laugen- und Rohseifenspritzern. Für Brillenträger gibt es Schutzbrillen mit Gummiband. Sie sitzen sicher und verrutschen nicht. Schutzbrillen finden Sie in Baumärkten oder im Laborfachhandel.

1 Paar Gummihandschuhe

Die Gummihandschuhe müssen strapazierfähig und chemikalienbeständig sein. Sie müssen gut passen und sollten lange Stulpen haben.

1 Mundschutz

Sinnvoll und nützlich ist ein Mundschutz. Er verhindert das Einatmen von aufsteigenden NaOH-Dämpfen. Den Mundschutz sollten Sie immer dann tragen, wenn Sie die Lauge anrühren. Es gibt ihn in vielen verschiedenen Ausführungen und für unterschiedliche Einsatzbereiche. Zum Seifesieden benötigen Sie einen Mundschutz, der für Chemikaliendämpfe geeignet ist. Wenn Sie unsicher sind, welcher der richtige ist, lassen Sie sich in der Apotheke beraten.

1 Arbeitskittel mit langen Ärmeln

Wenn Sie Seife sieden, sollten Sie auch einen speziellen Arbeitskittel oder zumindest alte Kleidung mit langen Ärmeln tragen. Schützen Sie Ihre Arme vor Laugen- und Rohseifenspritzern. Geeignete Schutzkleidung erhalten Sie im Baumarkt oder im Laborfachhandel (siehe Bezugsquellen).

1 Edelstahltopf

Der Topf sollte ca. 2,5 bis 3 l Fassungsvermögen und einen Durchmesser von ca. 18 cm haben. Ein Topf dieser Größe reicht für 0,5 bis 1,5 kg Seife. Ein alter, ausrangierter Topf reicht zum Seifesieden. Findet sich kein passender in Ihrer Küche, stöbern sie mal beim nächsten Flohmarkt, dort werden Sie sicher fündig. Wenn Sie einen Topf kaufen, denken Sie bitte daran: Ein schmaler, hoher Topf ist besser als ein breiter niedriger. Achten Sie auch auf das Material. Zum Seifesieden eignen sich nur Edelstahl- und unbeschädigte Emailletöpfe.

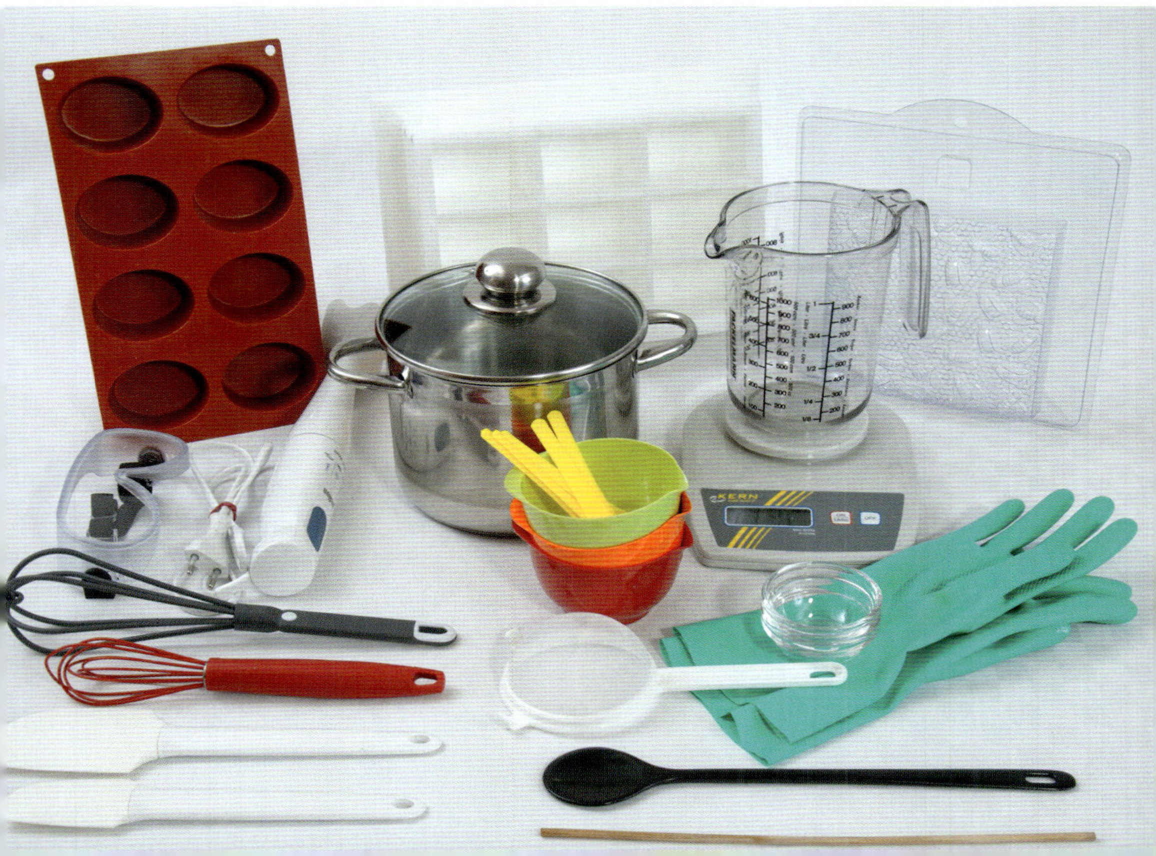

1 Digitalwaage

Zum Abwiegen des Natriumhydroxids benötigen Sie eine gute Digitalwaage. Sie sollte mindestens eine 1-g-Teilung haben. Noch besser ist eine Feinwaage mit mindestens einer Nachkommastelle. NaOH muss sehr genau abgewogen werden, da wir nur mit Durchschnittswerten der Verseifungszahlen arbeiten. Taschen-Feinwaagen sind heute nicht mehr teuer. Die Preise bewegen sich zwischen 10 und 20 Euro (siehe Bezugsquellen). Zum Abwiegen der Fette und Düfte können Sie Ihre digitale Küchenwaage verwenden. Duftstoffe können Kunststoffe angreifen, deshalb sollten Sie ein Stück Folie o. Ä. auf die Waagschale legen, um sie zu schützen.

1 Messbecher

Zum Anrühren der Lauge benötigen Sie einen hitzebeständigen Messbecher. Es kann ein Kunststoffmessbecher aus der Haushaltswarenabteilung sein oder ein spezielles Glasgefäß aus dem Laborfachhandel. Der Messbecher sollte ein Fassungsvermögen von einem Liter haben. Wird die Lauge mal zu heiß, bietet er genügend Platz, dass nichts überlaufen kann. Sehr praktisch ist ein Messbecher mit Griff. Er liegt sicher in der Hand, wenn Sie die Lauge zu den Fetten gießen. Grifflose Gläser können leichter aus der Hand rutschen. Dieser Messbecher dient ausschließlich zum Anrühren der Lauge und darf auf keinen Fall wieder für Lebensmittel verwendet werden.

1 Plastikbecher

Zum Abwiegen von NaOH können Sie z. B. leere, gesäuberte Joghurtbecher verwenden. Sie werden nach Gebrauch entsorgt und kosten nichts.

1 bis 2 Kochlöffel aus Kunststoff

Zum Umrühren von Lauge und Seifenleim benötigen Sie Kochlöffel und/oder große Kunststoffschneebesen. Geeignet für diesen Zweck sind Geräte aus Hartplastik. Sie sind sehr stabil und lassen sich gut reinigen. Ich verwende zum Anrühren der Lauge einen Kochlöffel und zum Rühren des Seifenleims einen Schneebesen. Meiner Erfahrung nach erreicht man mit dem Schneebesen eine bessere Durchmischung des Seifenleims. Alle Kochgeräte, die Sie zum Seifesieden verwenden, sollten nicht mehr für Lebensmittel benutzt werden.

1 Plastiksieb

Ein feinmaschiges Plastiksieb ist hilfreich, wenn Sie sich nicht sicher sind, dass wirklich alle NaOH-Perlen aufgelöst sind. Sie können die Lauge durch das Sieb zu den Fetten gießen und so verhindern, dass ungelöste Lauge in die Seife gerät. Auch wenn Sie als Laugenflüssigkeit Milch verwenden möchten, ist ein Plastiksieb wichtig.

1 Stabmixer

Der Stabmixer ist zwar nicht unbedingt erforderlich, erleichtert und verkürzt den Rührvorgang aber erheblich. Achten Sie beim Kauf auf die Zweckmäßigkeit des Geräts. Er sollte entweder aus Edelstahl oder Kunststoff bestehen. Besonders praktisch ist ein Gerät, bei dem man den Mixschaft abschrauben und in der Spülmaschine reinigen kann. Denn so können Sie den Mixer auch weiterhin zum Kochen verwenden. Die Stabmixer, die sich nicht zerlegen und gründlich spülen lassen, verwenden Sie bitte nur noch zum Seifesieden.

1 bis 2 Teigschaber aus Silikon

Diese kleinen Küchenhelfer sind auch beim Seifesieden ideale Werkzeuge. Damit lässt sich der Seifentopf gut auskratzen und man kann sie zum Marmorieren verwenden. Nach Gebrauch werden sie in der Spülmaschine wieder blitzsauber. Allerdings kann das Material Düfte annehmen, sodass sie in der Küche nicht mehr zu gebrauchen sind.

Kleine Löffel und Tropfpipetten

Zum Anrühren der Farben und zum Mischen der Düfte sind kleine, alte Tee- oder Eierlöffel aus Kunststoff ideal. Mit ein paar kleinen Pipetten lassen sich die gelösten Farben sauber in den Seifentopf tropfen. Die Löffel gehören ab der ersten Verwendung in der Seifenküche auf keinen Fall wieder in den Küchenschrank.

3 bis 4 kleine Kunststoffschüsseln

Wenn Sie marmorieren möchten, benötigen Sie einige kleine Schüsseln aus Kunststoff. Darin vermischen Sie einen Teil des Seifenleims mit den Farbstoffen. Sie können entweder alte, unansehnlich gewordene Schüsseln aus Ihrem Küchenschrank verwenden oder im Kaufhaus preiswert ein paar neue kaufen. Da viele Kunststoffe Düfte aufnehmen, bleiben diese Schüsseln der Seifensiederei vorbehalten.

1 bis 2 Laborthermometer

In der Anfangszeit ist es wichtig, die Temperatur der Lauge und Fette zu kontrollieren. Daher sind zwei Laborthermometer sinnvoll. Später, wenn Sie mehr Erfahrung haben, müssen Sie nicht unbedingt nachmessen. Mit der Anzahl der gesiedeten Seifen steigt auch das Gefühl für die richtige Temperatur.

Seifenformen

Bei einschlägigen Rohstoffhändlern finden Sie eine große Auswahl an verschiedenen Seifenformen. Es gibt welche aus Holz oder Kunststoff, mit der Sie Seifenblöcke herstellen können. Beide haben Vor- und Nachteile. Unbehandelte Holzblockformen müssen mit Folie ausgelegt werden, damit durch die Feuchtigkeit das Material nicht aufquillt. Da Holz sehr gut isoliert, erreicht der Seifenleim fast immer eine schöne Gelphase. Kunststoffblockformen müssen nicht ausgelegt werden. Sie lassen sich meist in der Spülmaschine reinigen. Eine gute Gelphase ist aber nicht immer garantiert. Auch Einzelförmchen aus Kunststoff oder Silikon sind sehr beliebt. Die Vorteile liegen auf der Hand: Sie müssen nicht schneiden und Sie können Seife in witzigen Formen produzieren. Der Nachteil dieser Förmchen ist, dass der Seifenleim zu schnell abkühlt und es zu keiner Gelphase kommt. Wie man dennoch eine Gelphase erreichen kann, können Sie unter dem Stichwort »Gelphase« auf Seite 18 nachlesen. Einige Händler bieten auch eine sogenannte Dividor-Form an. Hierbei handelt es sich um eine flache Form aus Kunststoff. Man gießt den Seifenleim in die Form und setzt dann die dazugehörigen Stege ein. Ist die Seife fest geworden, entfernt man die Stege und erhält gleich große Seifenstücke, ohne schneiden zu müssen. Für diesen Komfort muss man natürlich etwas mehr Geld ausgeben. Für den Anfang reichen auch Formen aus dem Alltag. Sie können z. B. eine Milchtüte (Tetrapack) aufschneiden und als Seifenform verwenden. Eisbecher, Joghurt- oder Käsebecher und andere Verpackungen eignen sich ebenfalls. Achten Sie aber immer darauf, dass sich keine Metallteile in der Form befinden.

Alte Handtücher oder Decke

Zum Isolieren der Seife benötigen Sie eine alte, warme Decke oder mehrere alte Handtücher.

Seifenschneider

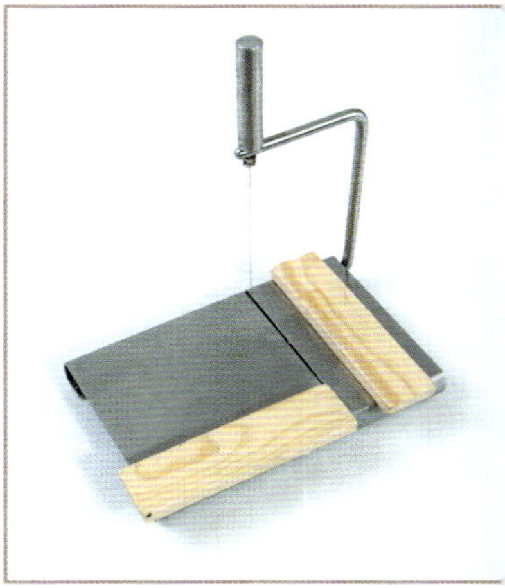

Sie können Ihre Seifenblöcke mit einem scharfen Messer in Stücke schneiden. So werden sie meist ungleichmäßig dick. Ein spezieller Seifenschneider ist leider sehr teuer. Für den Hobbybereich lohnt sich diese Anschaffung nicht. Ich habe eine preiswerte Alternative gefunden. Bei einem Streifzug durch die Haushaltswarenabteilung eines Kaufhauses entdeckte ich einen Käseschneider. Der musste jedoch noch ein wenig nachgerüstet werden, um damit auch wirklich gleichmäßige Scheiben vom Seifenblock abschneiden zu können. Zwei Holzstege, auf die Platte geklebt, erfüllen diesen Zweck. Der untere Steg dient als Halterung, damit der Seifenblock nicht abrutscht, der rechte als Anschlag für die Dicke der Seifenstücke.

Weiterhin hilfreich sind eine leere Mülltüte sowie Küchenpapier und Frischhaltefolie. Die Folie verwende ich zum Abdecken der Seifenform, um Sodaasche zu vermeiden. Küchentücher braucht man eigentlich immer griffbereit, z. B. zum Abwischen. In die Mülltüte stecke ich das gebrauchte Küchenpapier, die Zeitungen, die ich zum Auslegen der Arbeitsfläche benutzt habe und den Becher, der zum Abwiegen des NaOH diente. So verhindere ich, dass Rohseife unbeabsichtigt mit anderen Gegenständen in Kontakt kommt.

Sicherheitshinweise

Beachten Sie bitte unter allen Umständen die folgenden Sicherheitshinweise. Jede Seifensiederin, jeder Seifensieder muss sie im Schlaf auswendig aufzählen können. Natriumhydroxid ist eine stark ätzende Chemikalie. Daher ist es extrem wichtig, dass Sie sich die Sicherheitsregeln gut einprägen. Es ist allerdings völlig unangebracht, dieser Chemikalie mit Angst zu begegnen. Angst macht unsicher und erhöht das Unfallrisiko. Behandeln Sie Lauge und Rohseife mit Respekt und Umsicht und Sie werden sehr viel Freude an der Seifensiederei haben.

- Arbeiten Sie nur mit Schutzkleidung: Schutzbrille, chemikalienbeständige Schutzhandschuhe und langärmelige Arbeitskleidung sind Pflicht.
- Sieden Sie nur dann, wenn Sie zuverlässig weder von Ihren Kindern noch vom Telefon usw. gestört werden können.
- Nehmen Sie sich Zeit für den Siedeprozess.
- Arbeiten Sie ruhig, besonnen und konzentriert.
- Bevor Sie die Lauge anrühren, öffnen Sie das Fenster, damit die Laugendämpfe abziehen können.
- Lassen Sie Natriumhydroxid niemals offen und unbeaufsichtigt stehen.
- Lassen Sie die angerührte Lauge niemals unbeaufsichtigt stehen.

- Sollte doch mal ein Siedeunfall passieren, handeln Sie schnell, vermeiden Sie Panik.
- Gelangt ein kleiner Spritzer Lauge oder Rohseife auf die Haut, spülen Sie die Hautstelle sofort gründlich und lange unter fließendem, kaltem Wasser.
- Gelangt Lauge in größeren Mengen auf die Haut, spülen Sie die betroffene Stelle zunächst ausgiebig mit kaltem Wasser ab und suchen Sie dann sofort einen Arzt auf.
- Gelangt ein Spritzer Lauge in die Augen, sofort mit viel kaltem Wasser spülen und dann schnellstens den Arzt aufsuchen.
- Beim Verschlucken von Lauge droht Lebensgefahr! Verständigen Sie in diesem Fall unverzüglich den Notarzt!

Anleitung: Seife sieden im Kaltverfahren (CP)

Planen Sie für den gesamten Arbeitsprozess inklusive aller Vorbereitungs- und Aufräumarbeiten ca. 1 bis 2,5 Stunden ein. Wenn Sie das erste Mal eine Seife sieden, werden Sie vermutlich eher 2 bis 2,5 Stunden benötigen. Der beste Arbeitsplatz zum Seifesieden ist in der Regel die Küche. Hier haben Sie Herd, Ofen, ein Spülbecken und eine Arbeitsfläche.

- Alle Lebensmittel und andere Gegenstände von der Arbeitsfläche entfernen. Arbeitsplatz mit einem handelsüblichen Reiniger gründlich säubern.

- Arbeitsfläche mit mehreren Lagen Zeitungspapier abdecken, damit eventuelle Spritzer von Lauge oder Seifenleim die Arbeitsplatte der Küche nicht beschädigen können.

  TIPP: Ich verwende ein großes, ausrangiertes Backbrett als Unterlage, das ich mit einer Lage Zeitungspapier auslege.

- Alle Zutaten, die im Rezept angegeben sind, bereitstellen.

- Alle Arbeitsgeräte zur Seifenherstellung bereitstellen.

- Seifenform vorbereiten, z. B. eine Holzform mit Folie auslegen. Kunststoff- oder Silikonformen müssen nicht ausgelegt werden.

- Flüssigkeit, wie z. B. destilliertes Wasser, Tee usw., abwiegen und in den Gefrierschrank stellen, bis sie richtig eiskalt ist.

- Feste Fette einzeln abwiegen, in den Seifentopf geben und bei niedriger Temperatur schmelzen. Verlassen Sie sich niemals darauf, dass in einer 250-g-Packung Kokosfett tatsächlich die angegebene Menge enthalten ist. Wiegen Sie Öle und Fette immer ab. Das spezifische Gewicht von Ölen ist niedriger, als das von Wasser. Öle kaufen Sie im Volumenmaß »Liter«. Ein Liter Öl entspricht keinesfalls einem Kilogramm.

- Topf vom Herd nehmen und nach und nach die flüssigen Öle abwiegen und zugeben.

  TIPP: Bei so vielen Ölflaschen kann man schnell mal den Überblick verlieren und vergisst eines abzuwiegen. Deshalb stelle ich bereits abgewogene Öle von der Arbeitsfläche weg. Wenn keine Ölflasche mehr da steht, sind alle drin.

- Jetzt wird es Zeit, die Arbeitskleidung anzuziehen: Arbeitskittel, Schutzbrille, Handschuhe und eventuell Mundschutz anlegen.

- Laugengefäß mit dem Wasser aus dem Tiefkühler nehmen und am besten ins Spülbecken stellen. Sollte der Messbecher umfallen oder die Lauge zu heiß werden und überlaufen, läuft sie in den Abfluss und verursacht keine Schäden an den Küchenmöbeln.

- Wenn im Rezept angegeben, wird nun Zucker und/oder Salz im Wasser aufgelöst.

- Bei geöffnetem Fenster NaOH genau abwiegen und unter sanftem Rühren mit dem Kochlöffel portionsweise ins Wasser rieseln lassen. So lange rühren, bis NaOH vollständig aufgelöst ist. Halten Sie während dieser Arbeit Ihr Gesicht nicht direkt über das Laugengefäß. Die aufsteigenden Dämpfe reizen die Atemwege. Häufig wird empfohlen, die Lauge im Freien anzurühren. Ich halte es für zu riskant, mit dem gefüllten Laugentopf durch die Wohnung zu laufen. Stolpergefahren lauern überall. Der Mundschutz und das geöffnete Fenster schützen sehr gut vor aufsteigenden Laugendämpfen.

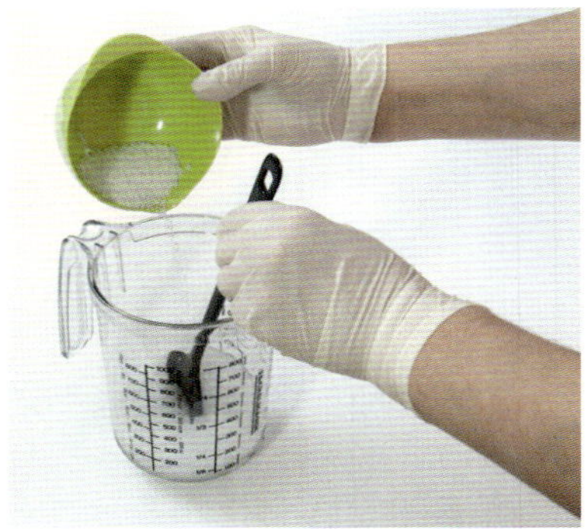
NaOH auflösen

- Während Lauge und Fette abkühlen, ist genug Zeit, Farben und Düfte für die Seife vorzubereiten. Farbpigmente in ein Schälchen geben und in etwas Wasser lösen. Ätherische Öle oder Parfümöle abwiegen und in einem Schälchen mischen. Stellen Sie die beiden Schälchen griffbereit auf die Arbeitsfläche.

TIPP: Ich verdünne alle Duftstoffe vor der Verarbeitung mit etwas Öl, das ich von der Gesamtmenge abnehme. So lassen sich auch Parfümöle etwas zähmen, die üblicherweise den Seifenleim schnell andicken lassen. Es funktioniert zwar nicht immer, aber Glaube kann manchmal Berge versetzen.

- Prüfen, ob Lauge und Fette inzwischen auf etwa die gleiche Temperatur abgekühlt sind. Beide Komponenten sollten nicht heißer als 35 bis 40 °C heiß sein. Kontrollieren Sie sicherheitshalber immer die Temperatur. Wird zu heiße Lauge verwendet, kann sich der Seifenleim trennen oder zu schnell andicken. Lauge unter sanftem Rühren mit dem Kochlöffel langsam zu den Fetten gießen (1). So lange rühren, bis eine Emulsion entstanden ist (2).

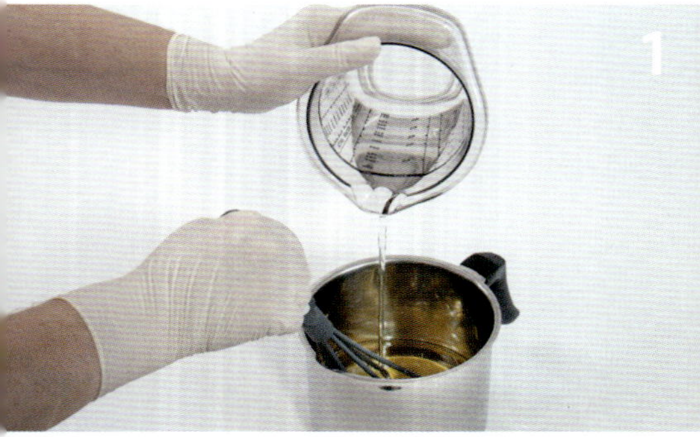

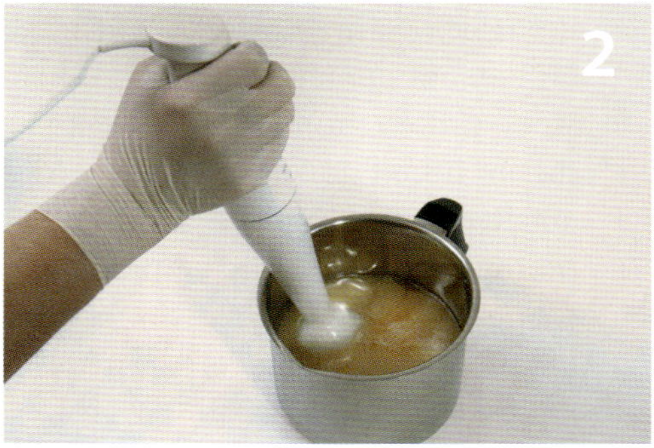

- Den Seifenleim zum Andicken bringen. Dies kann unter Umständen sehr lange dauern, wenn man nur mit dem Kochlöffel rührt. Deshalb verwenden wir zusätzlich einen Stabmixer. Rühren Sie abwechselnd kurz mit dem Stabmixer und dann wieder mit dem Kochlöffel. Setzen Sie dies fort, bis der Seifenleim die gewünschte Konsistenz hat. Wie diese sein soll, richtet sich nach dem Rezept und wie Sie die Seife gestalten möchten. Für filigrane Marmorierungen benötigen Sie einen dünnflüssigen Seifenleim, für Schichtseifen muss er dick sein.

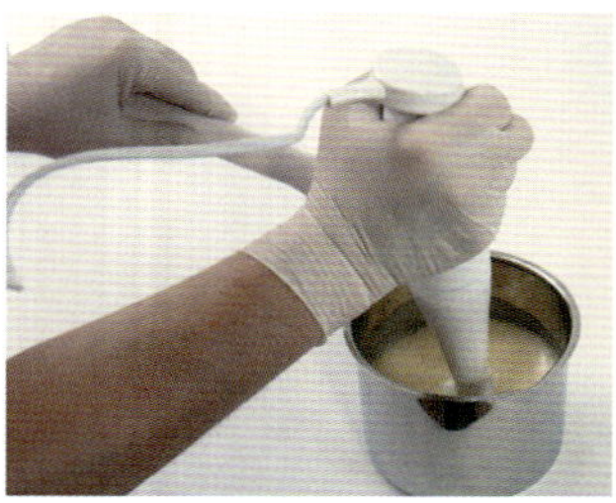

TIPP: Prüfen Sie die Konsistenz des Seifenleims, indem Sie mit dem Kochlöffel eine kleine Menge Rohseife herausholen und in den Topf zurückfließen lassen. So sehen Sie schnell, wie flüssig oder dick der Seifenleim ist.

- Nun ist es Zeit, Milchprodukte, Honig, Kräuter, Aloe-vera-Gel usw. zuzugeben. Vermischen Sie diese Komponenten gut mit dem Seifenleim. Rühren Sie am Besten mit dem Kochlöffel, damit die Masse nicht zu dick wird. Vor allem wenn Sie Honig verwenden, kann das sehr schnell gehen.

- Anschließend wird die Seife mit Duft und Farbe versehen. In welcher Reihenfolge diese beiden Komponenten zugegeben werden, hängt einerseits vom Verhalten des Duftes ab und andererseits, ob Sie die Seife marmorieren möchten. Neigt der Duft zum schnellen Andicken, ist es sinnvoll, diesen zum Schluss unterzumischen und vielleicht nur einen Teil des Leims zu beduften. Möchten Sie marmorieren, rühren Sie zuerst die Duftmischung mit dem Kochlöffel unter. Gießen Sie etwa ein Viertel des Seifenleims in eine bereitgestellte Schüssel (1). Diese kleine Menge wird mit der angerührten Farbe gründlich vermischt (2 + 3).

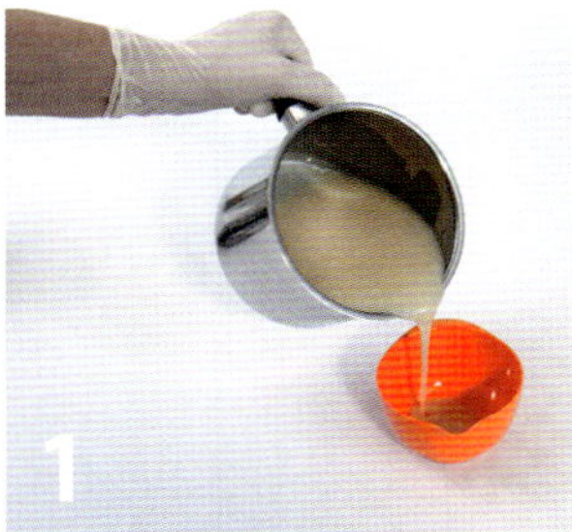

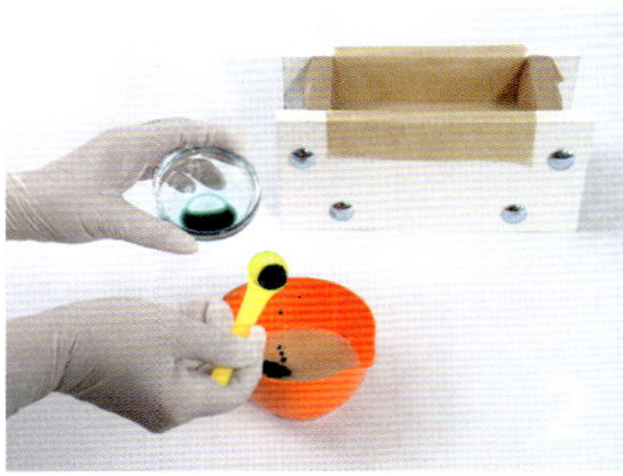
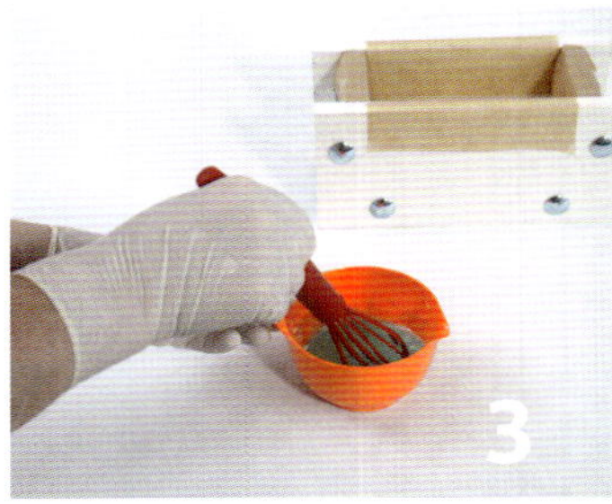

- Nun beginnt die künstlerische Arbeit: das Marmorieren.
Ungefärbten Seifenleim in die Form gießen (1).
Gefärbten Seifenleim in Linien darüber gießen (2).
Mit Stäbchen Muster ziehen (3).

Verschiedene Marmorierungstechniken sind unter »Tipps und Tricks« (Seite 82) beschrieben.

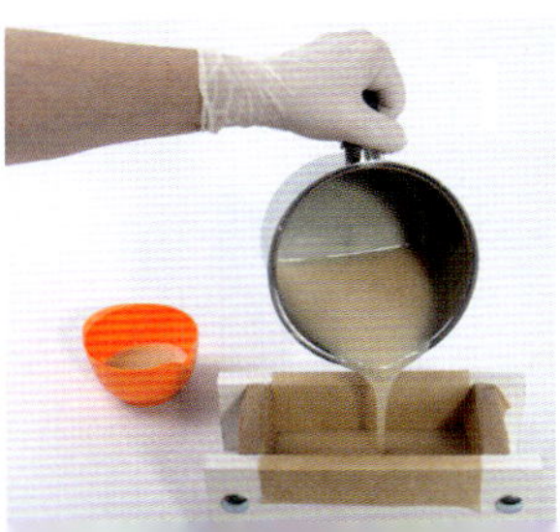
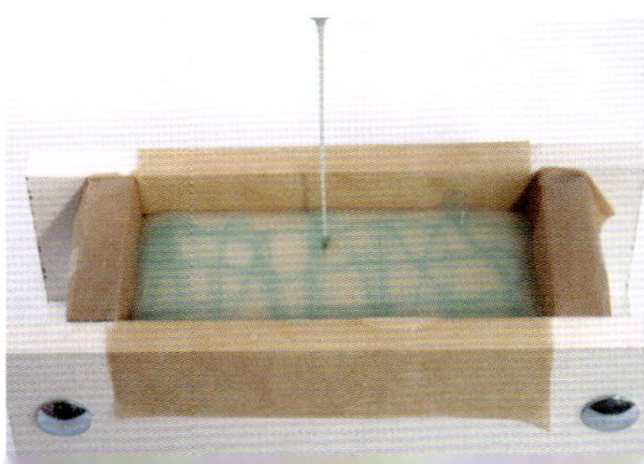
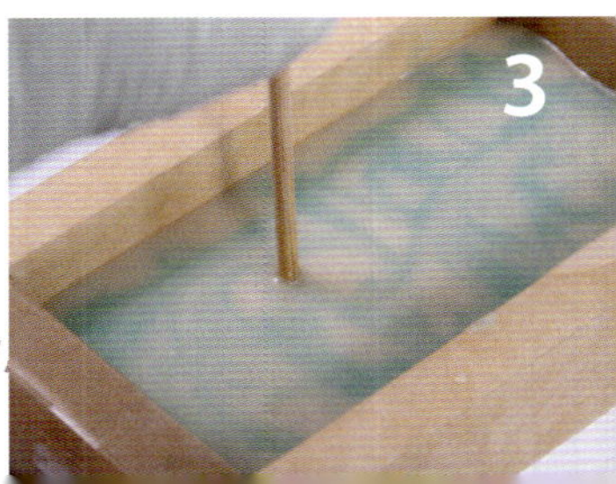

- Die Seifenform nun mit Frischhaltefolie abdecken. Dadurch wird die Sauerstoffzufuhr und somit die Bildung von Sodaasche minimiert. Leider kann sie nicht immer völlig ausgeschlossen werden.

- Enthält die Seife keine aufheizenden Stoffe, wie Zucker, Honig oder Milch, wird die Form in eine alte Decke oder Handtücher gut eingepackt. Verwenden Sie eine Holzform, müssen Sie nicht unbedingt isolieren, denn Holz speichert die Wärme sehr gut.

- Geräte reinigen. Nun ist die Hauptarbeit erledigt und es geht ans Saubermachen. Sie tragen immer noch Ihre Handschuhe?! Richtig so! Wischen Sie mit Zeitungs- oder Küchenpapier Seifentopf, Stabmixer, Kochlöffel und Farbschälchen gut aus.

  TIPP: Gebrauchtes Papier sofort in eine leere Mülltüte stecken.
  So verhindern Sie, dass Sie versehentlich mit der Rohseife in Kontakt kommen.

- Topf und Geräte mit heißem Spülwasser gründlich reinigen und wenn möglich, anschließend in der Spülmaschine spülen.

- Nach dem Seifesieden muss die Küche gründlich gereinigt werden, auch der Fußboden. Sollten versehentlich einige NaOH-Kristalle auf den Boden gefallen sein, wird es für Kinder und Haustiere gefährlich. Vor allem kleine Kinder stecken alles in den Mund und Haustiere verätzen sich die Pfoten, wenn Sie auf die Kristalle treten.

- Während des Verseifungsprozesses, vor allem während der ersten vier bis fünf Stunden, ist es sinnvoll, ab und zu nach der Seife zu sehen. Entfernen Sie an einer Stelle die Decke oder das Handtuch und fühlen sie mit den Händen an der Außenseide der Form. Wenn Sie die Wärme als angenehm empfinden, ist alles im grünen Bereich. Sollte es jedoch unangenehm heiß sein oder sich an der Oberfläche Flüssigkeit oder Flöckchen angesammelt haben, entfernen Sie die Isolierung vollständig. Lassen Sie die Form so stehen, bis die Seife fest geworden ist.

Nach etwa 24 bis 36 Stunden sollte die Seife so fest sein, dass Sie sie aus der Form nehmen können. Ziehen Sie Ihre Gummihandschuhe an und schneiden Sie die Seife in Stücke. Legen Sie die Seifenstücke auf ein mit Küchenpapier ausgelegtes Holzbrett oder in einen großen, ebenfalls mit Küchenpapier ausgelegten Karton (unbedingt offen stehen lassen) und legen Sie ein Geschirrhandtuch oder Küchenpapier darüber. Nun müssen die Seifenstücke noch 4 bis 6 Wochen reifen. Es ist sinnvoll, nach der Hälfte der Reifezeit die Seifenstücke umzudrehen. So können Sie von allen Seiten gut trocknen.

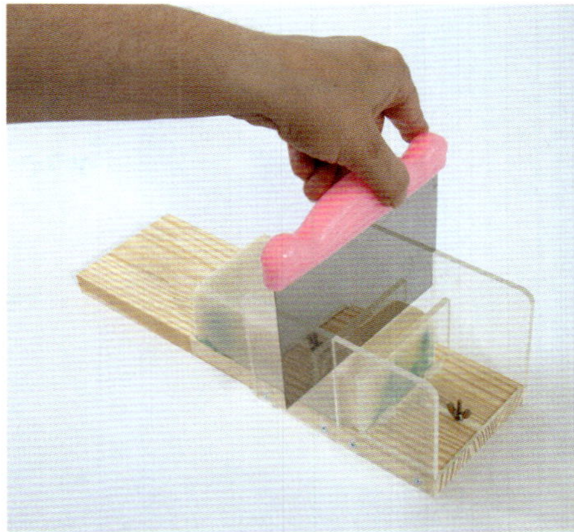

Anleitung: Seife sieden im Heißverfahren (OHP)

Für heiß gesiedete Seife können Sie jedes beliebige Seifenrezept verwenden. Sie müssen jedoch folgende Erweiterungen am Rezept vornehmen. Sie benötigen ca. 10 bis 20 Prozent mehr Wasser, weil durch die Wärme im Ofen Feuchtigkeit verdunstet und die Seife bei zu geringer Wassermenge bröckelig werden kann. Lösen Sie in der Laugenflüssigkeit zusätzlich 30 g Zucker und ½ TL Salz pro 1000 g Fett auf. Der Zucker bewirkt einerseits, dass die Seifenmasse geschmeidig bleibt und andererseits, dass die Seife später ausgezeichnet schäumt. Das Salz macht die Seifenstücke schön fest. Außerdem ist es sinnvoll, in die Seifenmasse 1 EL Sauermilchprodukt, z. B. Joghurt, Buttermilch, saure Sahne oder Quark einzurühren. Dadurch lässt sich die Masse besser rühren und Sie können alle weiteren Additive leichter untermischen. Auch Marmorierungen sind einfacher zu bewerkstelligen.

- Planen Sie für den gesamten Arbeitsprozess inklusive aller Vorbereitungs- und Aufräumarbeiten ca. 2 bis 3 Stunden ein. Wenn Sie das erste Mal eine Seife sieden, werden Sie vermutlich eher 3 Stunden benötigen. Wie lange die Verseifung im Ofen dauert, kann man nicht genau vorhersagen. Daher kann der Zeitaufwand für OHP-Seife schwanken.

- Bereiten Sie Arbeitsplatz und Geräte vor, wie es unter der Anleitung »Seife sieden im Kaltverfahren« (Seite 71) beschrieben ist.

- Wiegen Sie alle Fette und Öle ab und geben Sie diese in den Seifentopf. Da die Temperatur der Fette nicht so wichtig ist, können Sie die flüssigen Öle gleich dazugeben und alles klar schmelzen.

- Wiegen Sie destilliertes Wasser ab und lösen Sie darin den Zucker und das Salz. Für die Heißverseifung muss das Wasser nicht kaltgestellt werden.

- Legen Sie Backpapier auf ein Backblech, schieben Sie es in den Ofen und stellen Sie die Temperatur auf 75 bis 80 °C Ober- und Unterhitze ein. Vermeiden Sie die Einstellung Heißluft/Umluft. Bekommt der Seifenleim zu schnell eine feste Kruste, kann er die Gelphase nicht richtig ausbilden.

- Ziehen Sie spätestens jetzt ihre Schutzkleidung an!

- Wiegen Sie Natriumhydroxid ab und rühren Sie es portionsweise ins Wasser. Vorsicht, das Wasser wird heiß! Lassen Sie die Lauge so weit abkühlen, bis sie die gleiche Temperatur wie die Fette hat.

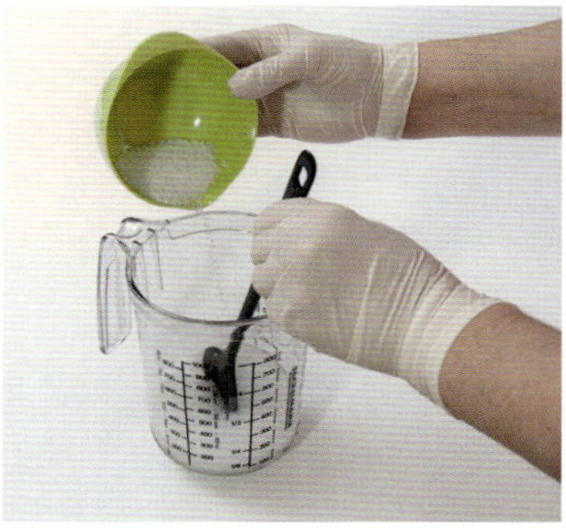

- Gießen Sie unter Rühren mit dem Kochlöffel die Lauge zu den Fetten (1). Rühren Sie abwechselnd mit dem Stabmixer und dem Kochlöffel, bis der Seifenleim richtig dick ist (2 + 3).

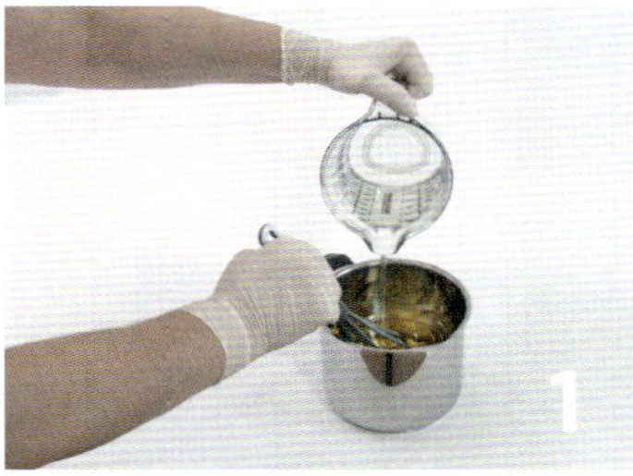
1

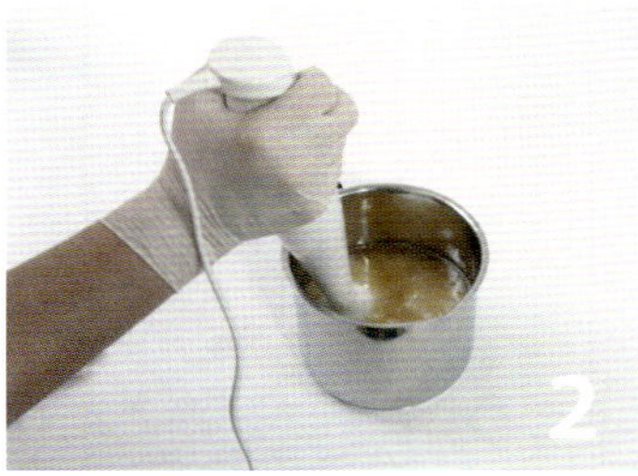
2

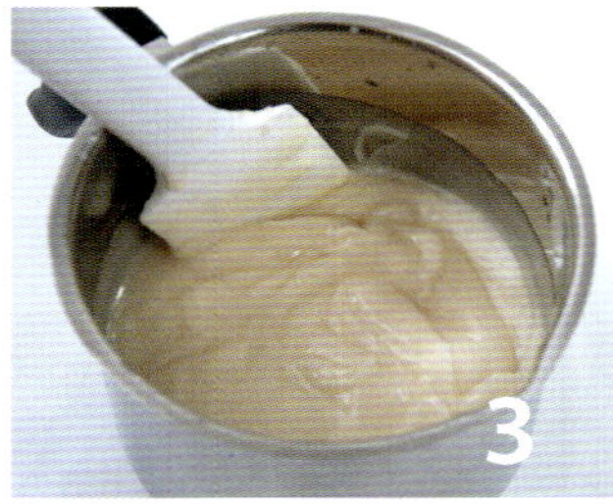
3

- Stellen Sie den Topf mit aufgelegtem Deckel für ca. 30 bis 60 Minuten in den Backofen. Je nach Menge und Rezept kann die Verseifungszeit variieren. Deshalb sollten Sie die Seife nie unbeaufsichtigt lassen. Im schlimmsten Fall läuft die Seifenmasse über oder wird im Topf so fest, dass Sie sie nur noch mit großer Mühe herausbekommen. Sollte dies passieren, hilft nur noch einschmelzen.

- Während die Seife im Ofen ist, haben Sie genug Zeit, alle weiteren Zutaten vorzubereiten. Nehmen Sie Joghurt, Quark, saure Sahne oder Buttermilch aus dem Kühlschrank, damit es Zimmertemperatur annehmen kann. Sauermilchprodukte machen die Seifenmasse schön geschmeidig, dadurch sind Marmorierungen leichter zu bewerkstelligen. Mischen Sie die Düfte in einem Schälchen und lösen Sie die Farbstoffe in etwas Wasser. Wenn Sie Kräuter zugeben wollen, verrühren Sie diese mit dem Sauermilchprodukt. So lassen sie sich besser mit der Seifenmasse verrühren. Alle anderen Zutaten, die noch im Rezept angegeben sind, wiegen Sie separat ab und stellen alles griffbereit auf die Arbeitsfläche.

- Schauen Sie alle 10 bis 15 Minuten nach Ihrer Seife und rühren Sie mit dem Kochlöffel um. Wiederholen Sie dies, bis sie die Gelphase durchgehend erreicht hat. Die Gelphase einer OHP-Seife sieht etwas anders aus, als die einer CP-Seife. Die Oberfläche der Seifenmasse wirkt pergamentähnlich. Die gelähnliche Struktur sehen Sie erst beim Umrühren.

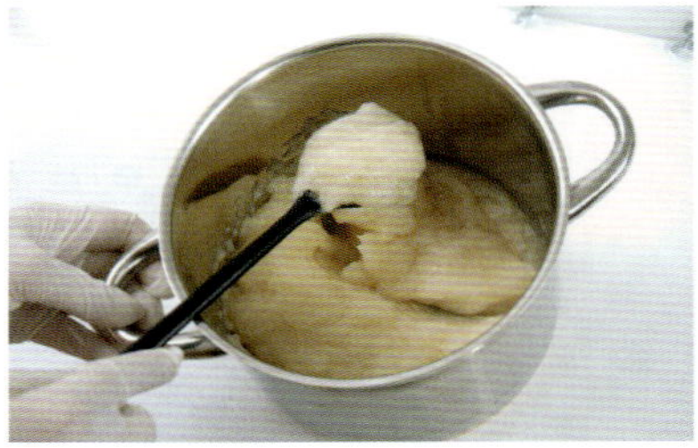

- Nehmen Sie nun den Topf aus dem Ofen. Ab jetzt müssen Sie zügig arbeiten, denn die Seife wird schnell fest, wenn sie abkühlt. Rühren Sie mit dem Kochlöffel zunächst das Sauermilchprodukt gut unter die Seifenmasse (1). Geben Sie nun nach und nach alle weiteren Zutaten dazu und rühren Sie diese gründlich unter (2).

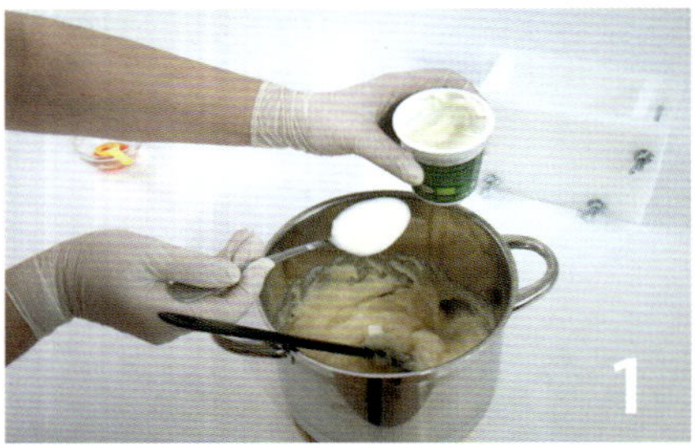
1

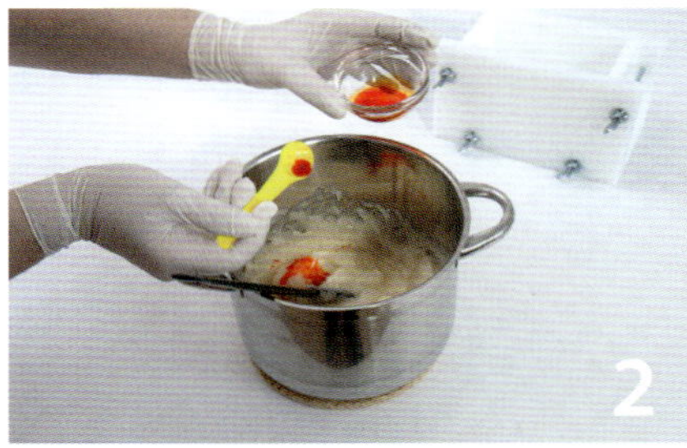
2

- Wenn Sie marmorieren möchten, teilen Sie etwa ¼ der Seifenmasse ab und geben diese in eine Plastikschüssel. Tropfen Sie die Farbe dazu und rühren Sie sehr gut durch, um Farbschlieren zu vermeiden.

- Nun geben Sie die gefärbte Masse zurück in den Topf. Die Kunst, eine schöne Marmorierung hin zu bekommen, liegt in der richtigen Kombination aus Unterheben und Rühren. Wenn Sie zu kräftig rühren, erhalten Sie im wahrsten Sinne des Wortes »Einheitsbrei«. Sind Sie zu

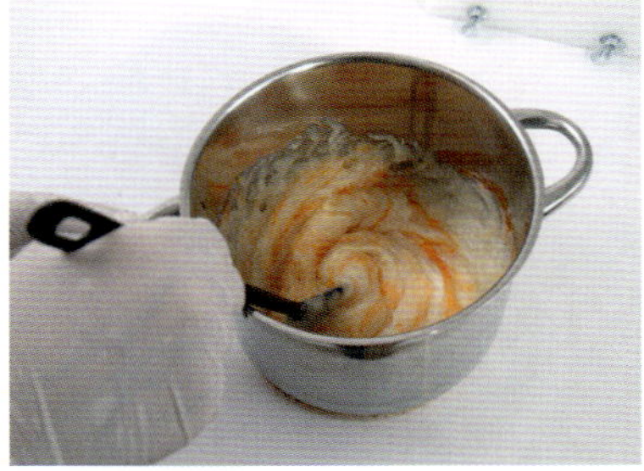

zaghaft, ergibt es eher Farbflecken als eine Marmorierung. Verzweifeln Sie nicht, wenn es nicht auf Anhieb klappt. Auch eine Fleckenseife hat ihre Reize.

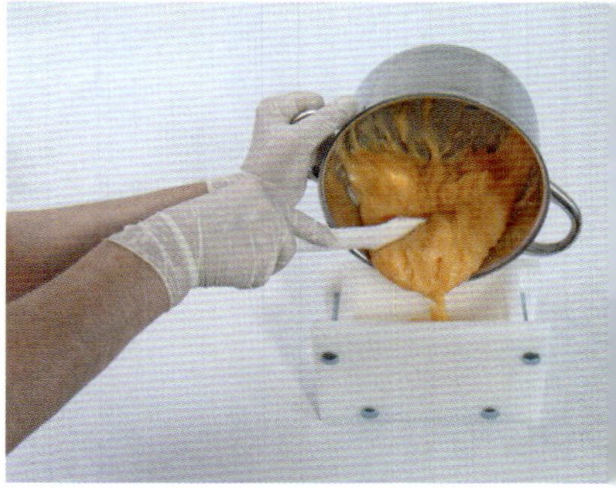

- Ist diese Hürde geschafft, füllen Sie die Seifenmasse so schnell wie möglich in eine Blockform. Einzelförmchen sind beim OHP-Verfahren nicht geeignet. Die Seifenmasse kühlt schneller ab, als man sie in die Förmchen spachteln kann.

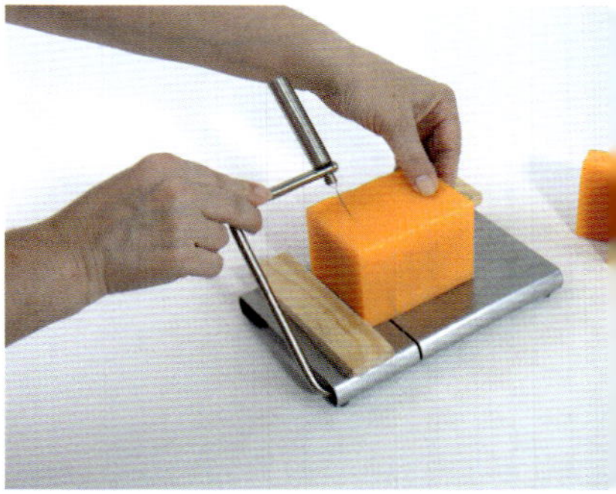

- Decken Sie die Form mit einem Handtuch oder einer Decke zu und lassen Sie sie 12 bis 24 Stunden ruhen. Wenn die Seife abgekühlt und fest ist, wird sie aus der Form geholt und in Stücke geschnitten.

- Theoretisch wäre die Seife jetzt schon gebrauchsfertig. Lassen Sie Ihrer Seife dennoch ein bis zwei Wochen Zeit zum Reifen. In dieser Zeit verdunstet das überschüssige Wasser, sie wird fester und schöner.

- Nach dem Seifesieden muss die Küche gründlich gereinigt werden. Sollten versehentlich einige NaOH-Kristalle auf den Fußboden gefallen sein oder sich unter die Zeitungspapierlagen gemogelt haben, wird es gefährlich. Kinder sind besonders gefährdet, wenn sie die Kristalle in den Mund nehmen. Haustiere können sich die Pfoten verbrennen, wenn sie drauf treten. Unbemerkte NaOH-Kristalle auf der Arbeitsfläche können ins Essen geraten. Nach dem Seifesieden gilt: Lieber einmal zu viel geputzt, als einmal zu wenig!

Tipps und Tricks

MARMORIERUNGSTECHNIKEN

Die Vorgehensweisen sind bei der Marmorierung im Topf und der in der Form zunächst gleich. Man gießt einen kleinen Teil des Seifenleims in eine Schüssel oder einen Plastikbecher und vermischt ihn mit der in Wasser gelösten Farbe. Für die Topfmarmorierung gießt man den gefärbten Leim spiralförmig in den Topf zurück, zieht mit dem Kochlöffel ein Kreuz durch den Seifenleim und füllt ihn in die Form.

Marmorierungstechniken für Blockformen

Swirl-Technik: Der größere Teil des Seifenleims wird in die Form gefüllt (1). Die kleinere, gefärbte Portion wird aus unterschiedlicher Höhe in Linienform darüber gegossen (2). Ein Holzstäbchen wird nun bis zum Boden der Form eingetaucht und in ein- bis zwei Bahnen spiralförmig durch den Seifenleim gezogen (3). Für diese Technik muss der Seifenleim dünnflüssig sein.

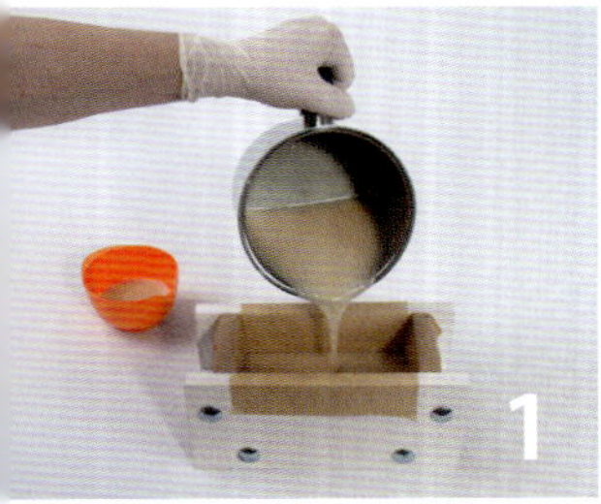

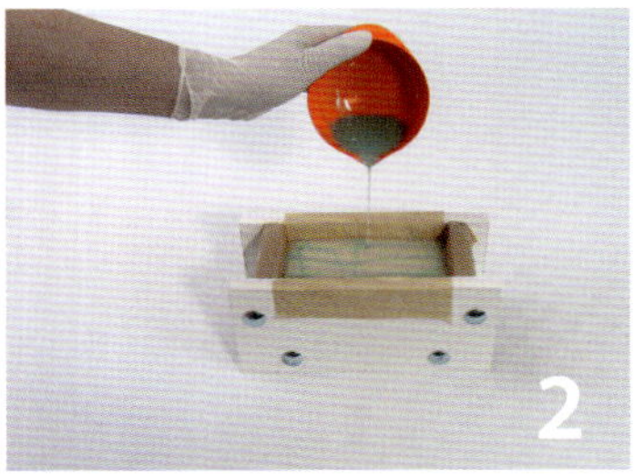

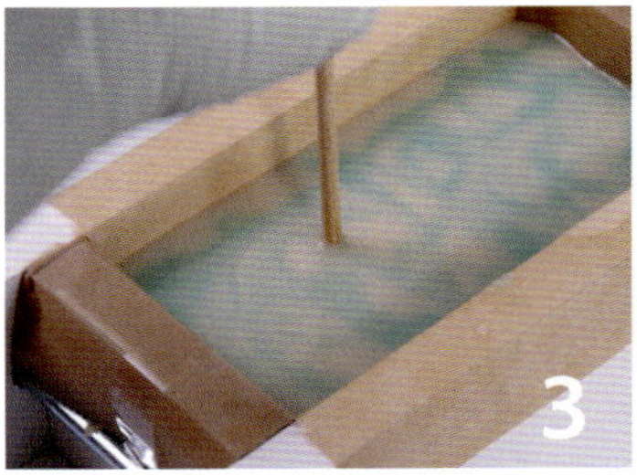

Löffeltechnik: Der Seifenleim wird in mehrere Portionen geteilt und unterschiedlich gefärbt. Nun werden die Portionen abwechselnd mit einem Löffel in die Form gekleckst, bis der Seifenleim vollständig aufgebraucht ist. Für diese Technik sollte der Seifenleim etwas dicker sein, damit die Kleckse nicht zu sehr ineinander fließen.

Schichttechnik: Der Seifenleim wird in zwei oder mehrere Portionen geteilt und gefärbt. Anschließend werden die Teile abwechselnd schichtweise in die Form gefüllt. Eine weitere Variante dieser Technik besteht darin, einen größeren Teil des Leims in die Form zu füllen und den gefärbten Teil linienförmig darüber zu verteilen. Anschließend mit einem Holzstäbchen diagonale Linien durch den Seifenleim zu ziehen. Diesen Vorgang mehrfach wiederholen. Für diese Technik sollte der Seifenleim etwas dicker sein.

Marmorierungstechniken für die Dividor-Form

Oberflächen-Swirl: Der größere Teil des Seifenleims wird in die Dividor-Form (Seite 68) gefüllt. Die gefärbte(n), kleinere(n) Portion(en) linienförmig vorsichtig darübergießen. Mit einem Holzstäbchen zieht man nun an der Oberfläche diagonal in schmalen Bahnen Linien. Es entsteht eine Art Blattmuster. Für diese Technik sollte der Seifenleim cremige Konsistenz haben.

Durchgängiger Swirl: Der Seifenleim wird in Portionen geteilt und gefärbt. Nun gießt man die Portionen abwechselnd streifenweise in die Form, bis alles aufgebraucht ist. Anschließend zieht man mit einem Holzstäbchen zuerst diagonale Linien durch den Leim, dabei das Holzstäbchen vollständig bis zum Formboden eintauchen. Anschließend zieht man das Stäbchen in mehreren Bahnen spiralförmig durch den Leim. Für diese Technik sollte der Seifenleim flüssige bis cremige Konsistenz haben.

PROBLEME MIT DER KONSISTENZ

Verhalten von dünnflüssigem und dickem Seifenleim

Wird der Seifenleim sehr dünnflüssig in die Form gefüllt, braucht er häufig sehr lange, bis er die Gelphase erreicht. Wenn die Seife dennoch gelen soll, heizen Sie den Backofen auf 50 °C auf und schalten ihn dann wieder aus, sobald Sie die Form hinein stellen. Wird hingegen sehr dicker Seifenleim in die Form gefüllt, erreicht er ohne weitere Hilfsmaßnahmen sehr schnell die Gelphase. Auch in Einzelförmchen gelt dicker Seifenleim schneller als dünnflüssiger.

Der Seifenleim dickt nicht an

Sie rühren und rühren und der Seifenleim will nicht dicker werden? Dies könnte möglicherweise am Rezept liegen. Wenn Sie z. B. einen hohen Anteil flüssiger Öle verwendet haben oder einen hohen Anteil Wasser. Keine Panik! Rühren Sie abwechselnd mit Stabmixer und Kochlöffel noch ein Weilchen. Manchmal dauert es einfach länger. Sollte sich allerdings nach etwa 20 bis 30 Minuten immer noch nicht abzeichnen, dass der Seifenleim dicker werden will, versuchen Sie es mit einer Heißverseifung im Topf (Seite 19).

Der Seifenleim gerinnt im Topf

Der ehemals homogene Seifenleim wird plötzlich flockig und es sieht aus, als ob sich Öle und Lauge wieder trennen. Vermutlich wurde der Seifenleim zu heiß. Entweder hatte ein problematisches Parfümöl seine Hände im Spiel oder Öle und/oder Lauge waren heißer als 40 °C. Rühren Sie geduldig weiter, in den meisten Fällen verbinden sich die Komponenten wieder zu einer homogenen Masse. Falls Sie damit keinen Erfolg haben und Ihre Geduld am Ende ist, lassen Sie den Topf ein paar Minuten stehen, damit die Masse etwas abkühlen kann. Schieben Sie anschließend den Topf bei ca. 70 bis 80 °C in den Backofen. Rühren Sie gelegentlich um, damit sich Öle und Lauge wieder verbinden können. Sobald die Seife die Gelphase erreicht hat, nehmen Sie den Topf aus dem Ofen und geben Duft und Farbe zu. Waren die Duftstoffe schon drin? Dann müssen Sie ggf. nachbeduften, denn die Hitze im Backofen hat sicherlich alle ätherischen Öle schwinden lassen.

Die Seife ist weich und schmierig

Sie wollen die Seife nach 24 Stunden schneiden und sie fühlt sich sehr weich und seltsam glitschig an? Dies kann verschiedene Ursachen haben. Entweder wurden zu viel flüssige Öle verwendet oder die Seife hatte keine Gelphase. In beiden Fällen braucht sie mehr Zeit, um richtig fest zu werden. Lassen Sie die Seife noch einige Tage in der Form.

Die Seife sitzt in der Form fest

Sie schütteln, klopfen, schimpfen und fluchen, aber die Seife macht keine Anstalten, die Form zu verlassen? Da hilft meist nur der Gefrierschrank. Stellen Sie die Form für einige Stunden, besser über Nacht, in den Tiefkühler.

Nachdem Sie sie wieder herausgeholt haben, lassen Sie von allen Seiten heißes Wasser über die Form laufen. Das dabei entstehende Tauwasser zwischen Seife und Form lässt sie meist leicht rausgleiten. Falls Ihre Form nicht in den Tiefkühler passt, lassen Sie sie einige Tage stehen. In den meisten Fällen löst sie sich dann leichter aus der Form.

In der Seife sind ungelöste NaOH-Kristalle

Sollte der schlimmste Fall eintreten und Sie entdecken beim Schneiden winzig kleine Kristalle, handelt es sich um ungelöstes Natriumhydroxid. Die Seife darf auf keinen Fall benutzt werden. Sie können die Seife entweder aussalzen und Putzseife daraus machen oder in die Mülltonne werfen. Damit dies nicht wieder passiert, gießen Sie künftig die Lauge vorsichtshalber durch ein feinmaschiges Plastiksieb zu den Fetten.

Seife einschmelzen

Sie können jederzeit Seifen, die nicht wirklich schön geworden sind oder andere Mängel haben, einschmelzen. Dazu wird die Seife geraspelt, entweder auf der Küchenreibe oder in der Küchenmaschine. Die Seifenraspel kommen in einen Topf. Dazu, je nach Menge, ein paar Teelöffel oder Esslöffel Flüssigkeit, z.B. destilliertes Wasser oder Milch. Seien Sie mit Flüssigkeitszugabe sparsam, denn was Sie beim Schmelzen zugeben, muss später wieder abtrocknen. Bei zu viel Wasser kann es passieren, dass die Seife erst nach einigen Monaten wirklich trocken ist. Nun wird der Topf mit Deckel entweder bei 70 bis 80 °C in den Backofen gestellt oder im Wasserbad erhitzt. Ab und zu umrühren, wenn nötig noch etwas Flüssigkeit dazugeben und warten, bis die Seifenspäne glasig werden und sich gut verrühren lassen. Wie lange das dauert, hängt davon ab, wie jung oder alt die Seife ist. Junge Seife schmilzt schneller als ältere, sehr trockene. Nun lässt sich die Seife neu beduften und färben. Die Masse wird dann in eine Form gegeben. Nachdem die Seife wieder fest ist, kann sie geschnitten und für einige Wochen zum Trocknen ausgelegt werden.

Naturseife richtig verpacken, lagern und pflegen

Handgemachte Naturseife ist etwas ganz Besonderes. Sie ist mit industriell hergestellter Seife aus dem Drogeriemarkt nicht vergleichbar. Naturseife ist generell weicher, bleibt nach der Benutzung länger feucht, die Farben verblassen schneller und auch der Duft verfliegt häufig schneller. Beachten Sie folgende Punkte bei der Verpackung, Lagerung und Handhabung Ihrer Seifen, und Sie werden sicher lange Freude an ihnen haben.

Lagerung: Lagern Sie Ihre Seifenschätze an einem kühlen, dunklen und trockenen Ort. Ein sauberer Keller- oder Abstellraum oder auch der Kleiderschrank sind gute Lagerorte. Legen Sie die Seifenstücke bevorzugt in luftdurchlässige Kartons, Holzkisten oder Körbe. Selbst unter besten Bedingungen ist Naturseife nicht unbegrenzt haltbar. Mit der Zeit lässt die Duftintensität nach, die Farben verblassen und die unverseiften Öle können ranzig werden. Je nach Lagerbedingungen und Rezeptur ist Naturseife ca. 1 bis 3 Jahre haltbar. Kontrollieren Sie Ihre Bestände regelmäßig und sortieren Sie ranzige Seife sofort aus. Sie erkennen ranzige Seife am unangenehmen Geruch und an unregelmäßigen gelben Flecken. Häufig fühlt sie sich auch ein bisschen schmierig an.

Handhabung: Durch das enthaltene Glycerin ist Naturseife weicher als herkömmliche Seife. Sie bleibt nach der Benutzung länger feucht, deshalb sollte sie auf einer Seifenschale immer gut trocknen können. Die Seifenschale sollte Löcher oder Rillen haben, damit das Wasser ablaufen kann. Liegt die Seife längere Zeit in einer Wasserpfütze, quillt sie auf, wird weich und matschig. Für Naturseife sind z.B. auch Magnethalter ideal, dadurch kann sie von allen Seiten gut trocknen.

Verpackung: Naturseife darf nicht luftdicht verpackt werden. Sie muss »atmen« können. Naturseife enthält immer eine gewisse Menge Restfeuchte, die sich in luftdichter Folie oder in Plastikdosen als Kondenswasser niederschlägt. Die Seife wird weich und schmierig. Dieses feuchte Klima begünstigt auch das schnellere ranzig werden der unverseiften Fettsäuren. Verpacken Sie daher Ihre Seifen in atmungsaktiven Behältnissen. Besonders gut eignen sich Zellophanfolie oder -tüten. Dieses Material hält auch den Duft in der Seife länger frisch. Auch geeignet sind Pappschachteln, Butterbrotpapier, Seidenpapier und Organzabeutel. Sie lassen die Seifenstücke atmen und gewährleisten ein angenehmes Klima. Probieren Sie aus, welche Verpackungsmethode Ihnen am ehesten zusagt. Egal, für welche Verpackungsform Sie sich entscheiden, auf ein Etikett mit den verwendeten Inhaltsstoffen und dem Herstellungsdatum sollten Sie auf keinen Fall verzichten. Dazu können Sie z. B. einfache Banderolen mit Ihrem Textverarbeitungsprogramm erstellen und die Seifenstücke damit einschlagen. Der Vorteil ist, dass Sie so ein Musterexemplar anlegen können, das sich beliebig oft kopieren und neu mit Text versehen lässt. Schreiben Sie den Namen der Seife auf die Vorderseite der Banderole und auf die Rückseite die Inhaltsstoffe, die Überfettung und das Herstellungsdatum.

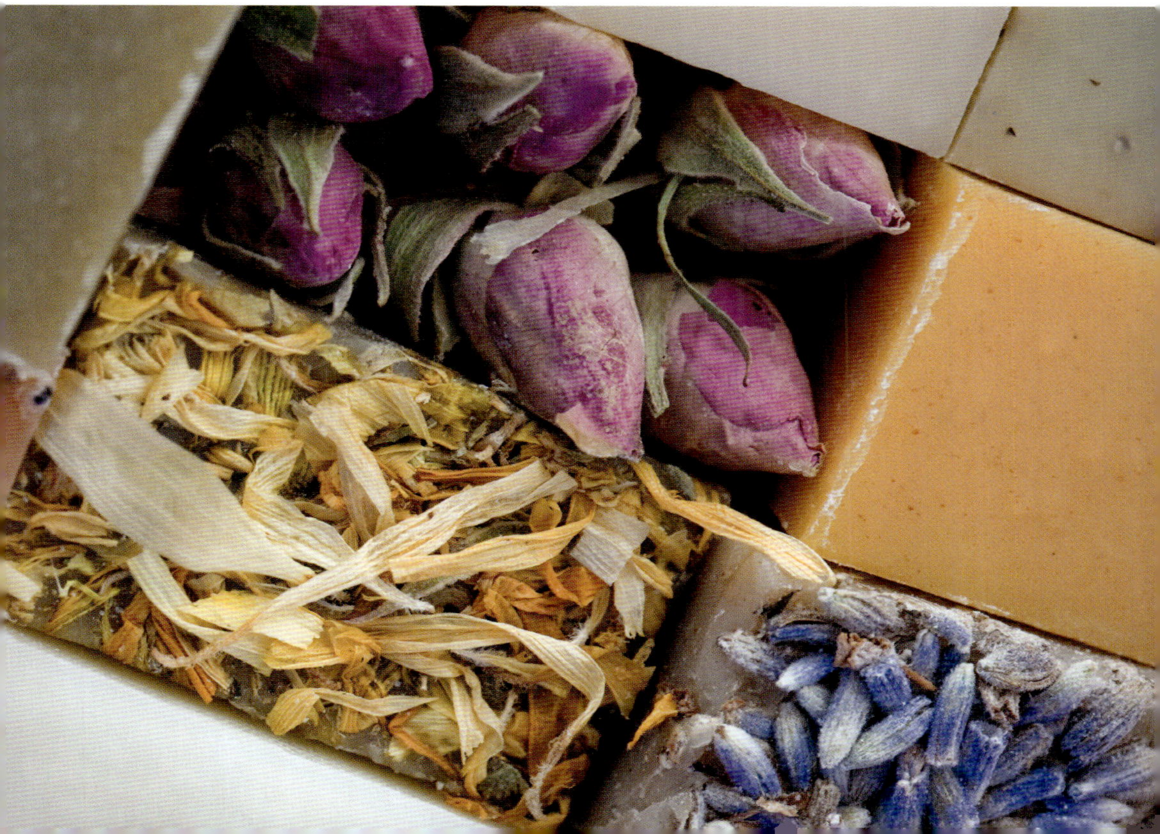

SEIFEN REZEPTE

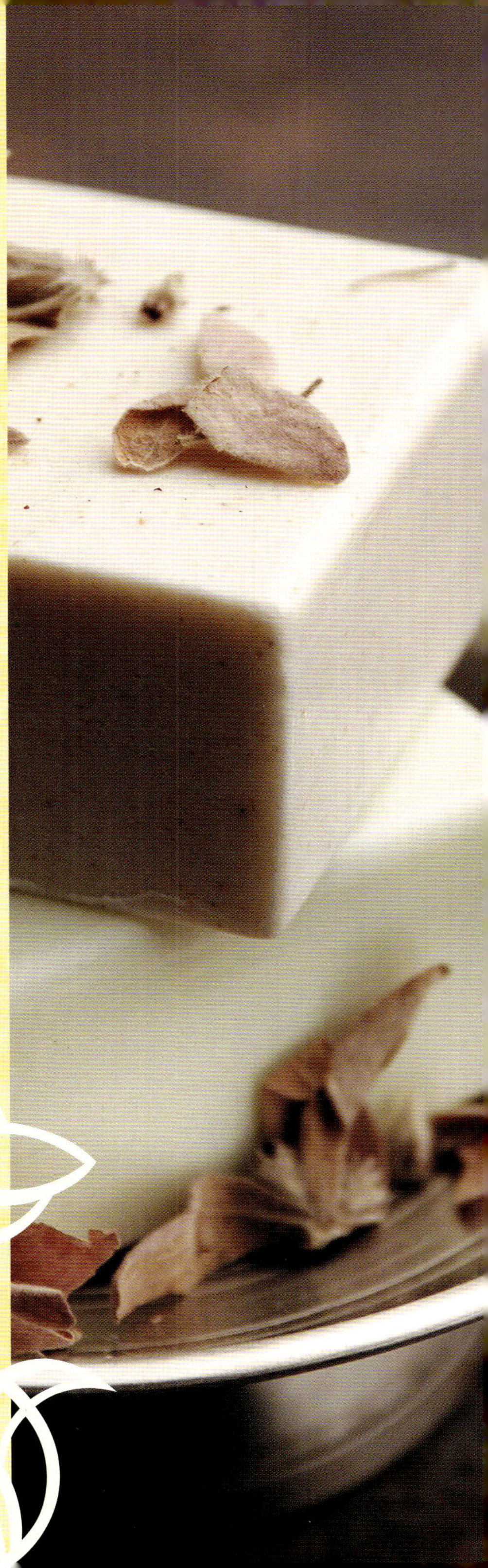

Die folgenden Rezepte ergeben jeweils gut 1000 g Seife. Die Menge ist deshalb so groß, weil wir nur mit Durchschnittswerten der Verseifungszahlen arbeiten. Natriumhydroxid muss daher sehr genau abgewogen werden. Schon geringe Abweichungen nach oben bewirken, dass mehr Fettsäuren verseift werden als geplant. Die Seife wirkt dadurch unter Umständen austrocknend auf die Haut und kann sie, je nach Empfindlichkeit, auch reizen. Wenn Sie eine gute Feinwaage mit einer Nachkommastelle besitzen, können Sie die Rezepte halbieren. Weniger als 500 g Seife sollten Sie allerdings nicht sieden. Je geringer die Fettmenge, desto genauer muss NaOH abgewogen werden.

Grundrezept

Zunächst stelle ich Ihnen ein einfaches Grundrezept vor, mit dem Sie Ihre ersten Erfahrungen sammeln können.

300 g Kokosöl	138 g NaOH (bei 8 % Überfettung)
200 g Palmöl	280 g destilliertes Wasser
250 g Maiskeimöl	30 g Parfümöl (optional)
250 g Sojaöl	1 Msp. Seifenfarbe (optional)

Herstellung: wie in der »Anleitung Seife sieden im Kaltverfahren« beschrieben. Bei der Zusammenstellung des Grundrezepts habe ich darauf geachtet, dass Sie alle Öle und Fette in einem gut sortierten Supermarkt oder Bioladen kaufen können. Greifen Sie vorzugsweise zu raffiniertem Palmöl und nicht zum orangefarbenen kalt gepressten. Letzteres duftet sehr intensiv und färbt die Seife orangerot.

Seifeneigenschaften: Härte 42 | Reinigung 20 | Pflege 55
Schaumvolumen 20 | Schaumstabilität 22

Ihre erste Seife nach diesem Rezept wird schön fest werden, ausgezeichnet reinigen, sehr gut pflegen und mit viel stabilem Schaum verwöhnen. Wenn alles gut geklappt hat, probieren Sie doch auch die folgenden Rezepte aus.

Seifen mit Blüten und Kräutern

RINGELBLUMENSEIFE

150 g Kokosöl
200 g Palmkernöl
100 g Sheabutter
50 g Jojobaöl
200 g Rapsöl
50 g Sesamöl
50 g Aprikosenkernöl
200 g Sojaöl
262 g destilliertes Wasser
80 g Zucker
1 TL Kochsalz
131,4 g Natriumhydroxid
(bei 8 % Überfettung)
1 TL Titandioxid
1 Msp. Farbpigment Blütenorange
25 g Orangenblütenöl naturidentisch
5 g Litsea cubeba (ätherisches Öl)
ca. 2–4 g Ringelblumenblüten

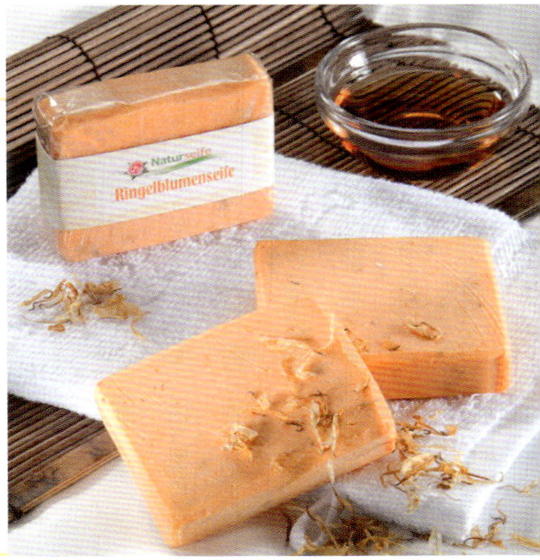

Etwa eine Woche vor dem Siedetag die Ringelblumenblüten in ein Schraubglas geben und mit 50 g Jojoba- oder Sesamöl auffüllen. Das Glas täglich einmal schütteln. Anschließend die aufgeweichten Blüten im Öl pürieren. Sie werden nicht abgefiltert.
Im kalten Wasser Zucker und Salz lösen, dann Natriumhydroxid darin lösen, wieder abkühlen lassen.
Alle Fette schmelzen, nach und nach alle Öle, bis auf das Ringelblumenöl, zugeben und abkühlen lassen.
In der Zwischenzeit Farbe anrühren und Düfte mischen.
Titandioxid in die erkaltete Lauge einrühren.
Lauge unter Rühren mit dem Kochlöffel langsam zu den Fetten gießen, abwechselnd mit Kochlöffel und Stabmixer so lange rühren, bis eine cremige Konsistenz entstanden ist.
Ringelblumenöl, Farbe und Duft gut untermischen.

Seifenleim in eine Blockform gießen, mit Folie abdecken und isolieren. Seife, sobald sie abgekühlt und fest ist (frühestens nach 24 Stunden), aus der Form nehmen, schneiden und mindestens 4 bis 6 Wochen trocknen lassen.

Seifeneigenschaften: Härte 37 | **Reinigung:** 23 | **Pflege:** 54
Schaumvolumen: 23 | **Schaumstabilität:** 14

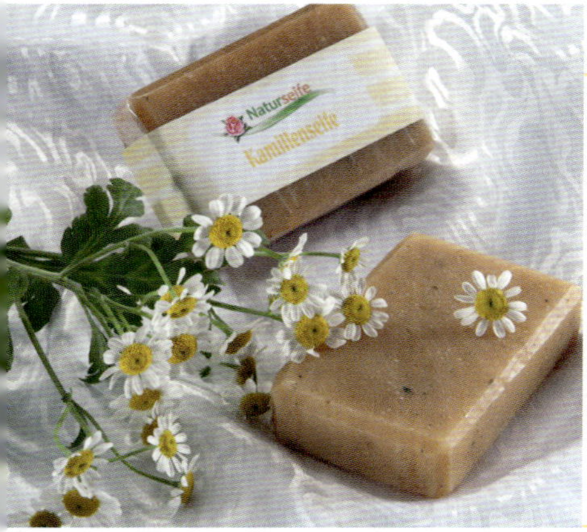

KAMILLENSEIFE

200 g Babassuöl
100 g Palmkernöl
100 g Palmöl
100 g Sheabutter
50 g Lanolin
100 g Mandelöl
200 g Sojaöl
50 g Rizinusöl
100 g Weizenkeimöl (raffiniert)
266 g Kamillentee
133,1 g Natriumhydroxid (bei 8 % Überfettung)
ca. 4 EL Kamillenblüten
Ätherische Öle:
16 g Litsea cubeba
8 g Palmarosa
6 g Amyris

Vorbereitung am Vortag: 1 EL Kamillenblüten sehr fein mahlen, in ein Schraubglas füllen und mit 100 g Mandelöl übergießen.
Am Siedetag: Aus ca. 400 g destilliertem Wasser und 3 EL Kamillenblüten einen starken Tee zubereiten.
Davon die erforderliche Menge abwiegen, kaltstellen.
Natriumhydroxid darin lösen und wieder abkühlen lassen.
Fette schmelzen, dann alle Öle, außer Mandelöl, hinzugeben und abkühlen lassen.
In der Zwischenzeit ätherische Öle abwiegen und mit dem Kamillen-Mandelöl mischen.
Lauge unter Rühren mit dem Kochlöffel langsam zu den Fetten gießen. Abwechselnd mit Kochlöffel und Stabmixer so lange rühren, bis eine puddingartige Konsistenz entstanden ist.
Mandelöl-Duftmischung unterrühren.

Seifenleim in eine Blockform gießen, mit Folie abdecken, gut isolieren. Seife, sobald sie abgekühlt und fest ist (frühestens nach 24 Stunden), aus der Form nehmen, schneiden und mindestens 4 bis 6 Wochen trocknen lassen.
Wenn Sie auf Korbblütler allergisch reagieren, verzichten Sie lieber auf Kamillenblüten und verwenden andere Kräuter nach Wunsch und Verträglichkeit.

Seifeneigenschaften: Härte 38 | Reinigung 20 | Pflege 53 Schaumvolumen 20 | Schaumstabilität 22

ALOE-MINT-SEIFE

100 g Kokosöl
200 g Palmkernöl
50 g Mangobutter
200 g Palmöl
100 g Rapsöl
200 g Reiskeimöl
50 g Jojobaöl
100 g Aloe-vera-Öl (Auszug in Sojaöl, fertig zu kaufen)
236 g destilliertes Wasser

130,9 g Natriumhydroxid (bei 8 % Überfettung)
80 g Aloe-vera-Gel 1:1
1 bis 2 Msp. Farbpigment Fichtennadelgrün (Dragocolor)
Ätherische Öle:
je 10 g Lemongras, Limette, Linaloeholz, Krauseminze (Spearmint), Speiklavendel

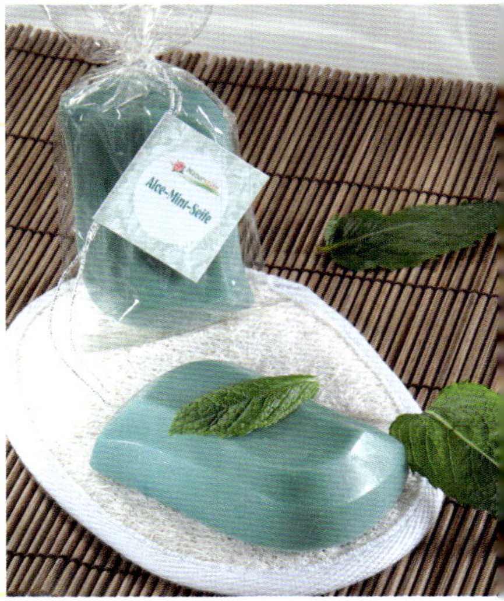

Wasser kaltstellen, dann Natriumhydroxid darin auflösen. Alle festen Fette schmelzen, dann die flüssigen Öle zugeben und abkühlen lassen.
In der Zwischenzeit ätherische Öle mischen und mit etwas Öl (von der Gesamtmenge abnehmen) verdünnen. Farbpigment in etwas Wasser lösen.
Lauge unter Rühren mit dem Kochlöffel langsam zu den Fetten gießen. Abwechselnd mit Kochlöffel und Stabmixer nur so lange rühren, bis eine dünnflüssige, homogene Masse entstanden ist. Der Reihe nach Farbe, Duftmischung und Aloe-vera-Gel unter den

Seifenleim rühren. Der Seifenleim dickt sehr schnell an, sobald Aloe vera untergemischt wird.

Seifenleim in beliebige Einzelförmchen füllen.

Die Form mit Folie abdecken und isolieren.

Seife, sobald sie abgekühlt und fest ist (frühestens nach 24 Stunden), aus der Form nehmen, schneiden und mindestens 4 bis 6 Wochen trocknen lassen.

Sollten Sie eine echte Aloe-vera-Pflanze besitzen, können Sie auch frisches Blattgel verwenden. Lösen Sie das Gel sorgfältig aus und achten Sie darauf, dass nur das klare Gel in die Seife kommt. Pürieren Sie es kurz, bevor Sie es unter die Seifenmasse mischen.

Die Duftmischung ist gerade richtig für heiße Sommertage, sie erfrischt und macht munter. Der Duft ist in der Seife lange haltbar.

Seifeneigenschaften: Härte 42 | Reinigung 19 | Pflege 52
Schaumvolumen 19 | Schaumstabilität 22

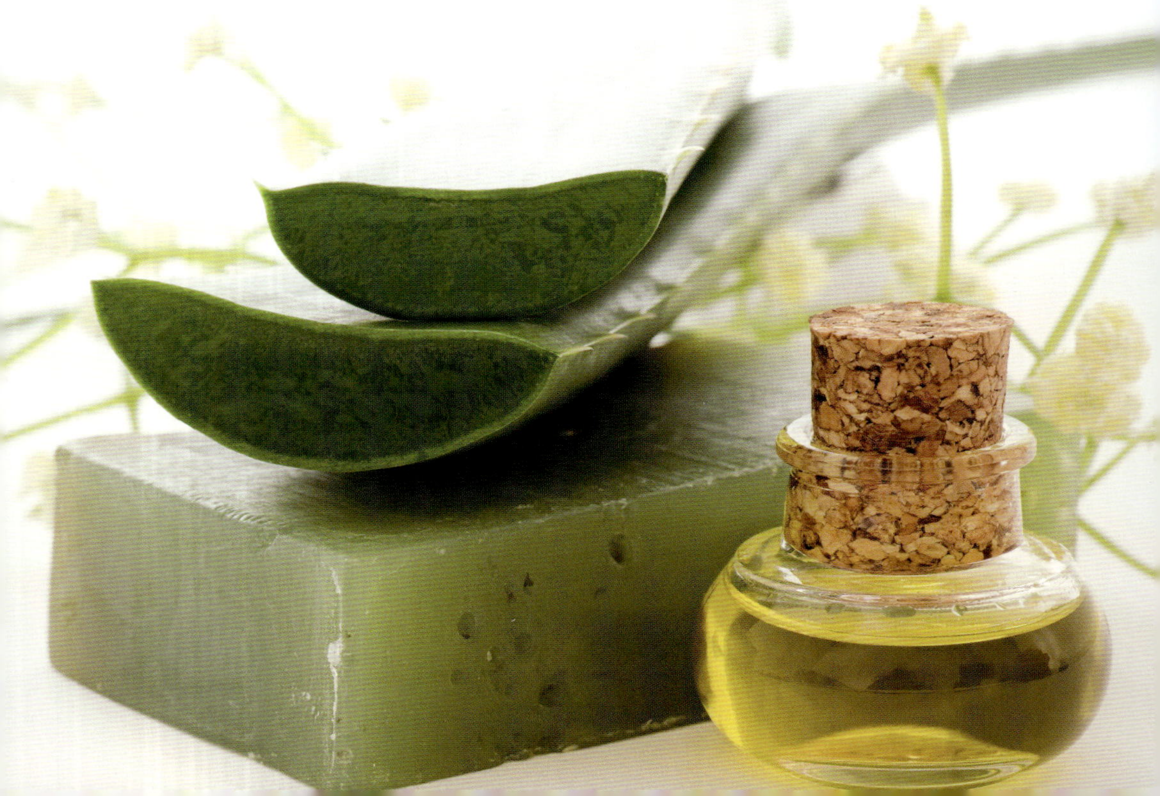

SHEA-HONEYBUSH-SEIFE

200 g Kokosöl	(bei 8 % Überfettung)
100 g Palmkernöl	2 bis 3 EL Honeybushteeblätter
100 g Palmöl	1 Tl rote Tonerde
150 g Sheabutter	½ - 1 TL Goldpuder
50 g Jojobaöl	20 bis 30 g Parfümöl nach Wunsch,
200 g Sojaöl	z. B. African Tea oder Green Tee
150 g Aprikosenkernöl	oder eine Mischung aus beiden
50 g Rizinusöl	
266 g Honeybushtee	
133,3 g Natriumhydroxid	

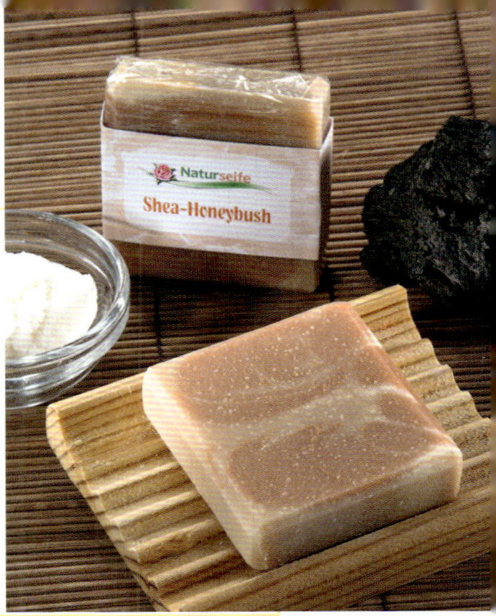

Aus ca. 300 g destilliertem Wasser und Honeybushteeblättern einen starken Aufguss zubereiten. Davon die benötigte Menge abwiegen und kaltstellen.
Natriumhydroxid im eiskalten Tee auflösen und wieder abkühlen lassen. Fette schmelzen, Öle hinzugeben und abkühlen lassen.
In der Zwischenzeit Tonerde mit etwas Wasser verrühren, Düfte mischen und mit etwas Öl (von der Gesamtmenge abnehmen) verdünnen.
Lauge unter Rühren mit dem Kochlöffel langsam zu den Fetten gießen. Abwechselnd mit Kochlöffel und Stabmixer nur so lange rühren, bis eine dünnflüssige, homogene Masse entstanden ist.
Duftgemisch gut unterrühren. Vom Seifenleim ca. ¼ abnehmen, in eine Schüssel gießen und Tonerde einrühren.
Den größeren Teil des Seifenleims in eine Blockform füllen.
Goldpuder durch ein Plastiksieb gleichmäßig darüber verteilen.
Den gefärbten Seifenleim aus ca. 10-15 cm Abstand vorsichtig auf die Goldpuderschicht gießen. Er sollte idealerweise leicht einsinken und die Goldpuderpartikel mitnehmen.
Seife, sobald sie abgekühlt und fest ist (frühestens nach 24 Stunden), aus der Form nehmen, schneiden und mindestens 4 bis 6 Wochen trocknen lassen.

Statt Honeybush macht sich auch Roibushtee sehr gut. Beide färben die Seife braun. Die zarte, leicht wellenförmige Goldader verleiht der Seife trotz ihrer Schlichtheit einen eleganten Schimmer.

Seifeneigenschaften: Härte: 40 | Reinigung: 20 | Pflege: 48
Schaumvolumen: 20 | Schaumstabilität: 20

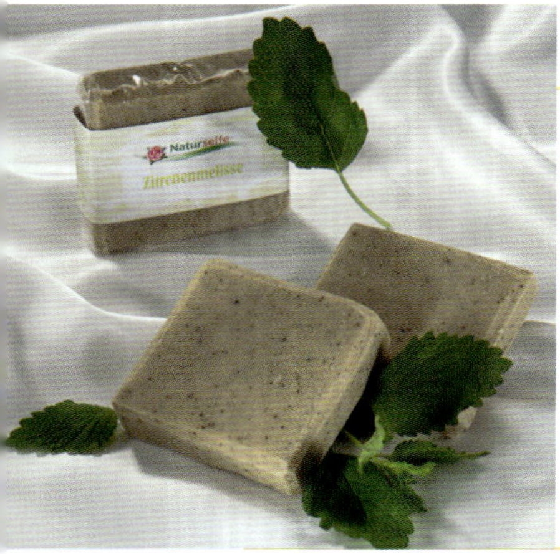

ZITRONENMELISSE-SEIFE

250 g Kokosöl
200 g Palmöl
50 g Palmkernöl
50 g Lanolin
200 g Sojaöl
150 g Reiskeimöl
100 g Hanföl
330 g destilliertes Wasser
30 g Zucker
½ TL Salz

134,6 g Natriumhydroxid (bei 8 % Überfettung)
1 EL Melissenblätter
2 EL Joghurt
Ätherische Öle:
5 g Melisse indicum
7,5 g Zitrone
2,5 g Zeder
5 g Geranium

Diese Seife wird im OHP-Verfahren hergestellt.
Im Wasser zunächst Zucker und Salz,
dann Natriumhydroxid lösen, etwas abkühlen lassen.
Fette schmelzen, dann Öle hinzugeben und etwas abkühlen lassen.
Backofen auf 75 °C Ober- und Unterhitze einstellen.
Backblech mit Backpapier auslegen und in den Ofen schieben.
Lauge unter Rühren mit dem Kochlöffel langsam zu den Fetten gießen. Abwechselnd mit Kochlöffel und Stabmixer so lange weiterrühren, bis der Seifenleim richtig dick ist. Er sollte die Konsistenz von frisch gekochtem Pudding haben. Je dicker der Seifenleim ist, desto schneller erreicht er im Ofen die Gelphase.
Deckel auf den Topf legen und in den Ofen stellen.
Alle 10 Minuten kontrollieren und ggf. umrühren.
In der Zwischenzeit Joghurt aus dem Kühlschrank nehmen,

Melissenblätter sehr fein mahlen und durchsieben und mit dem Joghurt verrühren. Ätherische Öle mischen und alles griffbereit auf die Arbeitsfläche stellen.
Wenn die Masse komplett in der Gelphase ist, den Topf aus dem Ofen nehmen.
Topf auf eine warme Unterlage z. B. ein altes Handtuch stellen, damit die Seifenmasse nicht zu schnell abkühlt.
Zuerst Joghurt-Melisse-Mischung, dann ätherische Öle gut unterrühren. Seifenmasse so schnell wie möglich in die Form füllen, mit einem Handtuch abdecken.
Wenn die Seife fest ist, nach ca. 12 bis 24 Stunden, aus der Form nehmen und schneiden. Sie könnte zwar zu diesem Zeitpunkt schon verwendet werden, wird aber durch eine 1–2-wöchige Trockenzeit noch besser und glatter.

Seifeneigenschaften: Härte 41 | Reinigung 20 | Pflege 53 | Schaumvolumen 20 | Schaumstabilität 21

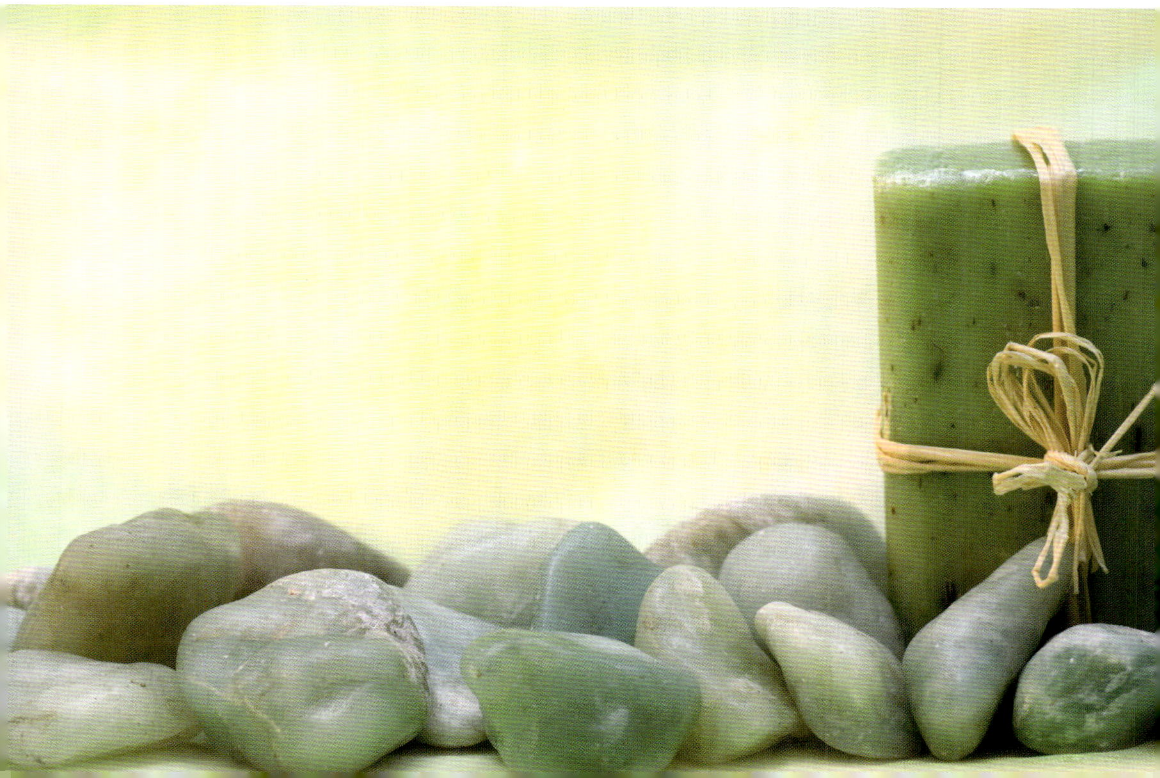

Seifen mit Früchten und Gemüse

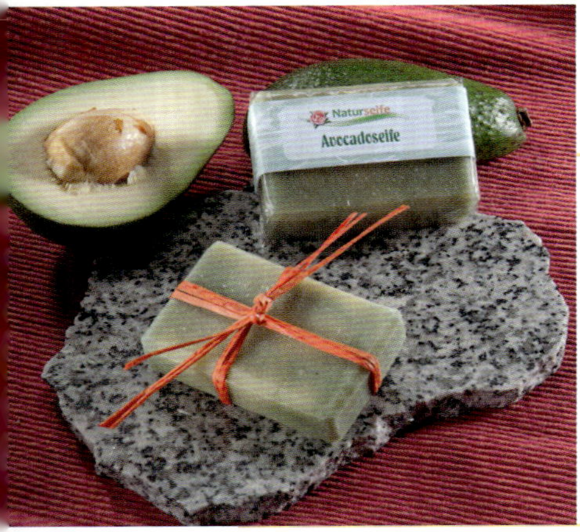

AVOCADOSEIFE

300 g Kokosöl
100 g Sheabutter
50 g Palmöl
150 g Olivenöl
200 g Avocadoöl
100 g Distelöl
100 g Macadamianussöl
274 g destilliertes Wasser
136,7 g Natriumhydroxid (bei 8 % Überfettung)
25-50 g weiche Avocado
1-2 Msp. Farbpigment Fichtennadelgrün
20-30 g Parfümöl oder ätherische Öle nach Wahl

Wasser kaltstellen, dann Natriumhydroxid darin auflösen.
Fette schmelzen, dann Öle hinzugeben und abkühlen lassen.
In der Zwischenzeit Avocado schälen, fein pürieren, die benötigte Menge abwiegen. Aus dem Rest kann man eine leckere Avocadocreme herstellen. Oder Sie frieren die Reste portionsweise für die nächsten Seifen ein.
Düfte mischen und mit etwas Öl (von der Gesamtmenge abnehmen) verdünnen.
Lauge unter Rühren mit dem Kochlöffel langsam zu den Fetten gießen.
Abwechselnd mit Kochlöffel und Stabmixer weiterrühren, bis eine cremige Konsistenz entstanden ist.
Duftmischung unterrühren. Ich bedufte meine Avocadoseife nicht, denn ich nutze sie als Seife für empfindliche Haut.
Etwa ¼ des Seifenleims in eine Schüssel gießen, das Avocadomus gründlich darin verrühren. Ein bisschen Farbe untermischen, damit das Grün der Avocado besser zur Geltung kommt.
Dann den gefärbten Teil spiralförmig in den Topf zurück gießen, mit dem Kochlöffel ein Kreuz durch den Seifenleim ziehen und in eine Blockform füllen.

Die Form mit Folie abdecken und isolieren.
Seife, sobald sie abgekühlt und fest ist (frühestens nach 24 Stunden), aus der Form nehmen, schneiden und mindestens 4 bis 6 Wochen trocknen lassen.
Die frische Avocado bringt zusätzliche Pflege in die Seife.
Sie ist gut rückfettend und besonders für trockene, empfindliche Haut geeignet. Die Überfettung fällt aufgrund der fetthaltigen Avocado etwas höher aus. Wenn Sie dies nicht möchten, reduzieren Sie die Überfettung um ca. ein Prozent.

Seifeneigenschaften: Härte 39 | Reinigung 20 | Pflege 52
Schaumvolumen 20 | Schaumstabilität 20

GURKE-BUTTERMILCH-SEIFE

300 g Kokosöl
100 g Palmöl raffiniert
100 g Sheabutter
200 g Reiskeimöl
100 g Mandelöl
200 g Sesamöl
248 g destilliertes Wasser
137,6 g Natriumhydroxid
(bei 8 % Überfettung)
50 g frische Gurke
50 g Buttermilchpulver
1 Msp. Farbpigment Maigrün
1 TL Titandioxid
Ätherische Öle:
5 g Lemongras
5 g Petitgrain
10 g Rosmarin
10 g Geranium
10 g Zypresse

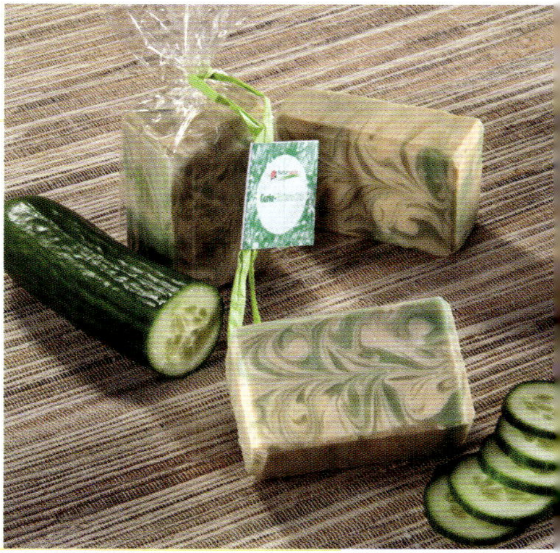

Destilliertes Wasser kaltstellen, dann Natriumhydroxid darin auflösen und erkalten lassen.
Fette schmelzen, dann Öle hinzugeben und abkühlen lassen.
Die Temperatur der beiden Komponenten sollte nicht höher als 30–35 °C sein.
In der Zwischenzeit Gurke schälen, pürieren und benötigte Menge abwiegen. Buttermilchpulver mit etwas angewärmten Wasser klümpchenfrei verrühren. Farbe und Titandioxid jeweils mit etwas

Wasser mischen. Ätherische Öle mit etwas Öl (von der Gesamtmenge abnehmen) verdünnen.
Lauge unter Rühren mit dem Kochlöffel langsam zu den Fetten gießen. Abwechselnd mit Kochlöffel und Stabmixer nur so lange rühren, bis eine dünnflüssige, opake Emulsion entstanden ist.
Den Seifenleim in zwei Portionen teilen. Die eine Portion mit dem Gurkenmus und der grünen Farbe gründlich verrühren. In den anderen Teil Buttermilch und Titandioxid einrühren. Damit sich das Weißpigment gut verteilt, mit dem Stabmixer ganz kurz durchmixen.
Die beiden Teile nun abwechselnd in dünnen Bahnen in eine Dividorform gießen bis der Seifenleim aufgebraucht ist. Zum Schluss mit einem Holzstäbchen diagonale Linien in den Seifenleim ziehen. Das Holzstäbchen dabei bis zum Boden der Form eintauchen.
Sollten Sie keine Dividorform zur Hand haben, füllen Sie den Seifenleim bevorzugt in Einzelförmchen. Hier bietet sich eine Topfmarmorierung an. Dazu darf der Seifenleim etwas dicker sein.
Die Form mit Folie abdecken und nicht isolieren!
Am besten auf Kühlakkus stellen, sie darf nicht zu warm werden, denn dadurch verfärbt sich die Buttermilch und wird bräunlich.
Seife, sobald sie fest ist (dies kann bis zu 4 Tage dauern), aus der Form nehmen und mindestens 6 bis 8 Wochen trocknen lassen.

Seifeneigenschaften: Härte 41 | Reinigung 20 | Pflege 56
Schaumvolumen 20 | Schaumstabilität 21

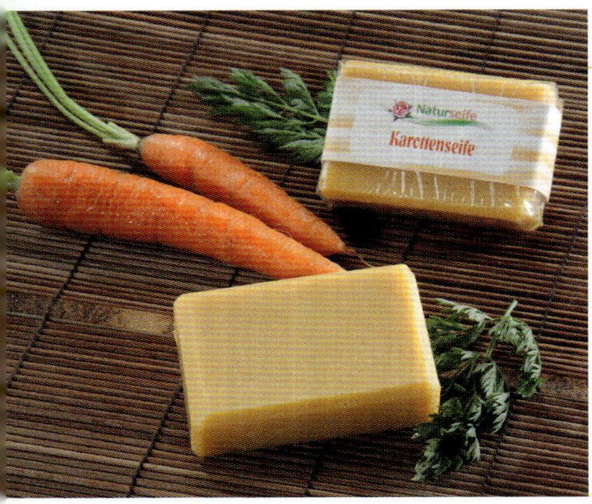

KAROTTENSEIFE

200 g Kokosöl
100 g Palmkernöl
150 g Palmöl
50 g Jojobaöl
200 g Rapsöl
50 g Rizinusöl
200 g Sojaöl
50 g Weizenkeimöl
264 g Karottensaft
½ TL Salz
131,6 g Natriumhydroxid (bei 8 % Überfettung)
¼ TL Annattosamenkörner
Ätherische Öle:
8 g Litsea cubeba
12 g Orange
7 g Muskatellersalbei
3 g Amyris

Etwa eine Woche vor dem Siedetag Jojobaöl in ein Schraubglas geben und darin die Annattosamenkörner einlegen.
Am Siedetag Karottensaft kaltstellen, er sollte richtig eiskalt sein.
Darin zuerst das Salz, dann Natriumhydroxid lösen und erkalten lassen.
Alle Fette und Öle, außer Jojobaöl, sanft schmelzen und abkühlen lassen. In der Zwischenzeit die Annattosamenkörner aus dem Öl fischen, ätherische Öle zugeben.
Lauge unter Rühren mit dem Kochlöffel langsam zu den Fetten gießen. Abwechselnd mit Kochlöffel und Stabmixer so lange rühren, bis eine cremige Konsistenz entstanden ist.
Nun das Jojobaöl-Duftgemisch gut unterrühren.
Seifenleim in eine Dividor- oder Blockform füllen, mit Folie abdecken und isolieren. Da eine Gelphase bei dieser Seife nicht unbedingt nötig ist, können Sie nach Belieben auch Einzelförmchen verwenden.
Seife, sobald sie abgekühlt und fest ist (frühestens nach 24 Stunden), aus der Form nehmen, schneiden und mindestens 4 bis 6 Wochen trocknen lassen.
Der Karottensaft verleiht der Seife zwar einen zarten Orangeton, der ist jedoch nicht lange haltbar. Im Laufe der Reife- und Lagerzeit wird er immer blasser. Deshalb helfe ich hier mit etwas Annattosamen nach, das die Seife lang anhaltend orange färbt. Achten Sie beim Kauf des Karottensaftes darauf, dass keine Zusätze wie Honig oder Zucker enthalten sind. In den meisten Bio-Läden und Reformhäusern bekommen Sie natürliche Säfte ohne Zusätze.

Seifeneigenschaften: Härte 37 | Reinigung 20 | Pflege 55
Schaumvolumen 20 | Schaumstabilität 21

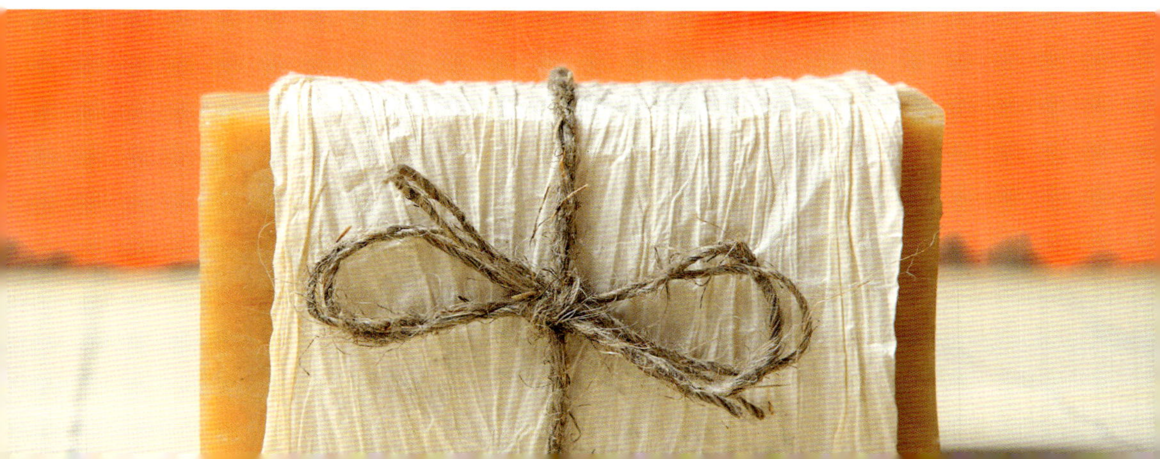

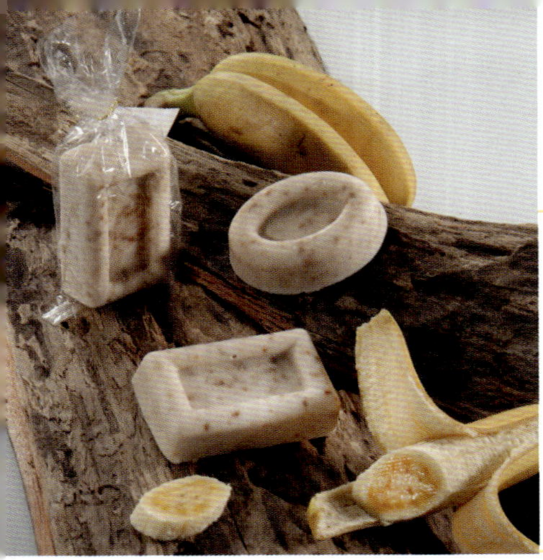

BANANENSEIFE MIT JOGHURT

250 g Babassuöl
200 g Palmöl
50 g Palmkernöl
200 g Sojaöl
100 g Sesamöl
100 g Macadamianussöl
100 g Distelöl
256 g destilliertes Wasser
½ TL Salz
137,5 g Natriumhydroxid (bei 8 % Überfettung)
1 TL Titandioxid
50 g reife Banane
10 g Zitronensäure Pulver
20 g Joghurtpulver
40 bis 50 g Parfümöl Banane

Im destillierten Wasser Salz lösen, dann kaltstellen. Anschließend Natriumhydroxid darin auflösen, wieder abkühlen lassen.
Titandioxid in die erkaltete Lauge einrühren.
Alle Fette sanft schmelzen, dann Öle hinzugeben und abkühlen lassen.
In der Zwischenzeit Banane fein pürieren und mit Zitronensäurepulver mischen. Joghurtpulver mit etwas Wasser verrühren und mit dem Bananenmus mischen.
Parfümöl mit etwas Öl (von der Gesamtmenge abnehmen) verdünnen.
Lauge unter Rühren mit dem Kochlöffel langsam zu den Fetten gießen. Abwechselnd mit Kochlöffel und Stabmixer so lange rühren, bis eine cremige Konsistenz entstanden ist.
Banane-Joghurt-Gemisch zugeben und gut unterrühren.
Zum Schluss das Parfümöl untermischen.
Seifenleim bevorzugt in Einzelförmchen füllen, z. B. Silikonform »Kleine Kuchen« oder »Herzen«. Die Form mit Folie abdecken.
Nicht Isolieren!
Seife, sobald sie abgekühlt und fest ist (frühestens nach 24 Stunden), aus der Form nehmen und mindestens 5 bis 6 Wochen trocknen lassen.
Die Zitronensäure und das Ausbleiben der Gelphase bewirken, dass die Seife hell bleibt und die braunen Punkte der Banane gut zur Geltung kommen.

Seifeneigenschaften: Härte 39 | Reinigung 21 | Pflege 54
Schaumvolumen 21 | Schaumstabilität 18

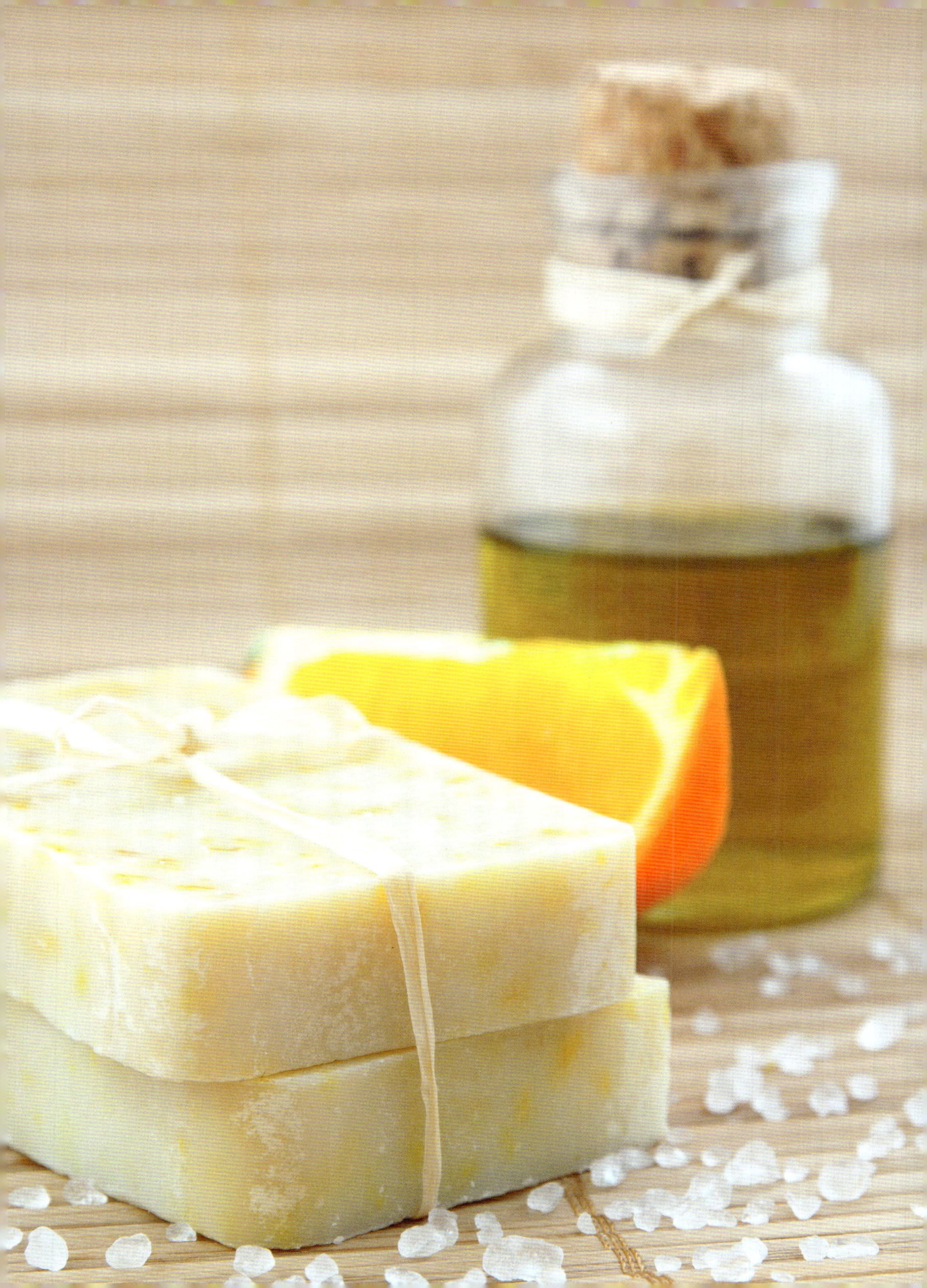

Seifen mit Milch und Sahne

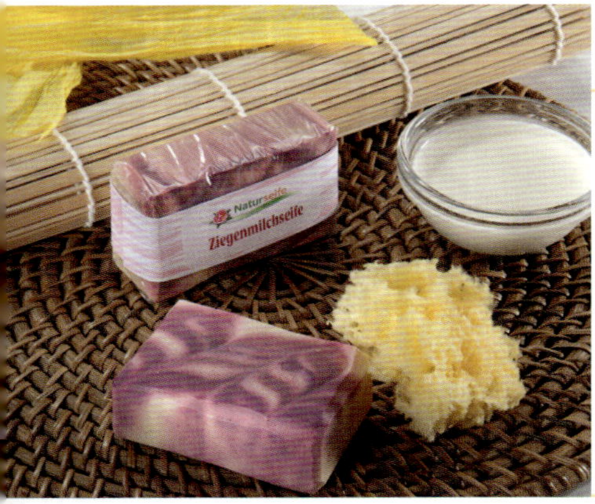

ZIEGENMILCHSEIFE

100 g Kokosöl
200 g Babassuöl
200 g Sheabutter
200 g Reiskeimöl
200 g Avocadoöl, raffiniert
100 g Aprikosenkernöl
270 g destilliertes Wasser
134,7 g Natriumhydroxid
(bei 8 % Überfettung)

1 TL Titandioxid
1 Msp. Farbpigment
Brillantrosa
50 g Ziegenmilchpulver
Ätherische Öle:
4 g Ylang-Ylang
8 g Geranium
16 g Litsea cubeba
4 g Amyris

Destilliertes Wasser kaltstellen, es muss richtig eiskalt sein. Natriumhydroxid darin auflösen und wieder abkühlen lassen.
Fette schmelzen, dann Öle hinzugeben und abkühlen lassen.
In der Zwischenzeit Milchpulver mit etwas Wasser verrühren.
Ätherische Öle mit etwas Öl (von der Gesamtmenge abnehmen) verdünnen. Farbe in etwas Wasser lösen.
Titandioxid in die erkaltete Lauge rühren.
Lauge unter Rühren mit dem Kochlöffel langsam zu den Fetten gießen. Abwechselnd mit Kochlöffel und Stabmixer so lange rühren, bis eine cremige Konsistenz entstanden ist.
Das angerührte Milchpulver gut untermischen, dann die ätherischen Öle einrühren.
Eine kleine Portion des Seifenleims in eine Schüssel gießen und mit der Farbe gut verrühren.
Den hellen Teil des Seifenleims in eine Dividorform füllen.
Den gefärbten Seifenleim in Streifen vorsichtig darübergießen.
Mit einem Holzstäbchen an der Oberfläche diagonale Linien ziehen.
Es entsteht eine Art Blattmuster. Nun die Stege einsetzen und die Form mit Folie abdecken.

Nicht isolieren! Form an einen kalten Ort stellen, evtl. mit Kühlakkus weiter kühlen. Sollten Sie keine Dividorform zur Hand haben, füllen Sie den Seifenleim bevorzugt in Einzelförmchen. Hier bietet sich eine Topfmarmorierung an.
Seife, sobald sie fest ist (dies kann bis zu 4 Tage dauern), aus der Form nehmen und mindestens 6 bis 8 Wochen trocknen lassen.

Seifeneigenschaften: Härte 40 | Reinigung 21 | Pflege 55
Schaumvolumen 21 | Schaumstabilität 19

SCHOKO-SAHNE-SEIFE

200 g Babassuöl	238 g destilliertes Wasser
100 g Palmöl	1 TL Salz
100 g Kokosöl	132,4 g Natriumhydroxid
50 g Kakaobutter	(bei 8 % Überfettung)
100 g Mandelöl	25 g süße Sahne
200 g Rapsöl	½ TL Titandioxid
150 g Sojaöl	½ TL Kakaopulver
50 g Jojobaöl	25 bis 30 g Parfümöl Dark Chocolat
50 g Rizinusöl	oder Chocolate Truffle

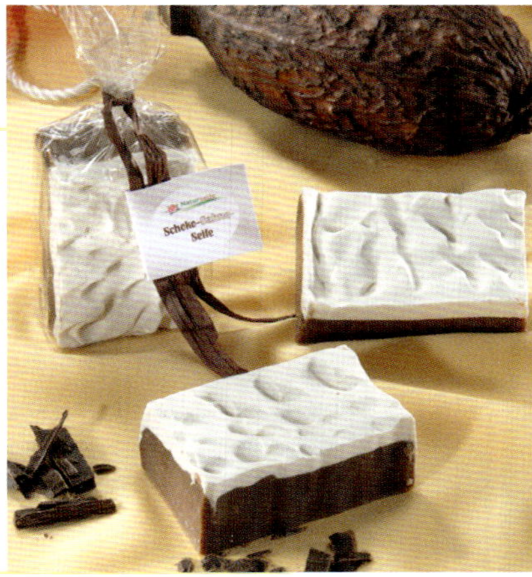

Destilliertes Wasser kaltstellen, es muss richtig eiskalt sein. Darin zuerst Salz, dann Natriumhydroxid lösen, erkalten lassen.
Fette schmelzen, dann Öle hinzugeben und abkühlen lassen.
In der Zwischenzeit Titandioxid und Kakaopulver jeweils mit etwas Wasser verrühren. Parfümöl mit etwas Öl (von der Gesamtmenge abnehmen) verdünnen.
Lauge unter Rühren mit dem Kochlöffel langsam zu den Fetten gießen. Abwechselnd mit Kochlöffel und Stabmixer so lange rühren, bis der Seifenleim eine puddingartige, dicke Konsistenz erreicht hat. Nun die Sahne einrühren und etwa ¼ des Seifenleims in eine Schüssel gießen. Darin Titandioxid gut untermischen.

In die größere Portion erst das Kakaopulver dann das Parfümöl einrühren.
Den braun gefärbten Teil in eine Dividorform füllen. Den weißen Seifenleim vorsichtig darüber verteilen. Dann mit einem langen Löffel Spitzchen ziehen. Dazu die Unterseite des Löffels in den oberen Teil des Seifenleims leicht schräg eindrücken und nach oben abziehen, sodass kleine Spitzchen an der Oberfläche stehen bleiben. Die Optik ähnelt der eines Schokoladenkuchens mit Sahnehaube.
Trennstege einsetzen und Form mit Folie abdecken. Nicht isolieren!
Seifenform kaltstellen und ggf. mit Kühlakkus nachhelfen.
Die Seife darf auf keinen Fall die Gelphase erreichen.
Seife, sobald sie fest ist (dies kann bis zu 4 Tage dauern), aus der Form nehmen und mindestens 6 bis 8 Wochen trocknen lassen.
Da das Parfümöl braun färbt, darf der helle Seifenleim nicht beduftet werden, damit er schön weiß bleibt. Die Sahne verleiht der Seife einen sehr cremigen, weichen Schaum und ein angenehmes Hautgefühl.
Die Überfettung fällt geringfügig höher aus, als errechnet.

Seifeneigenschaften: Härte 35 | Reinigung 21 | Pflege 54
Schaumvolumen 21 | Schaumstabilität 19

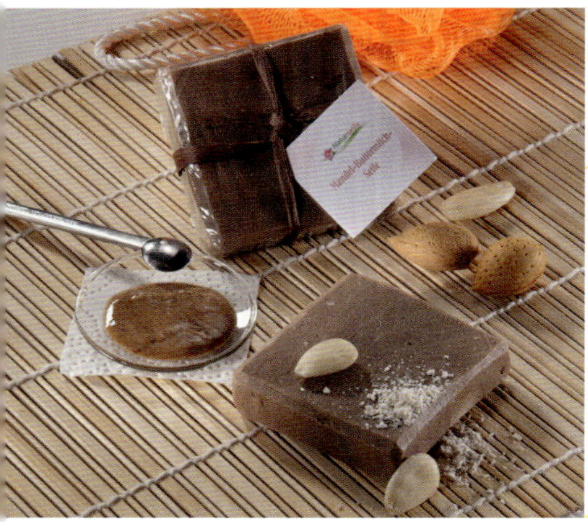

MANDEL-BUTTERMILCH-SEIFE

200 g Kokosöl
200 g Palmöl
100 g Palmkernöl
200 g Mandelöl
200 g Rapsöl
100 g Sesamöl
326 g destilliertes Wasser
30 g Zucker
½ TL Salz
135,6 g Natriumhydroxid (bei 8 % Überfettung)
50 g Buttermilchpulver
1 EL feines Mandelmus (fertig aus dem Glas)
20 bis 40 g Parfümöl Italian Biscotti

Die Seife wird im OHP-Verfahren hergestellt.
Im Wasser zuerst das Salz, dann den Zucker lösen.
Dann Natriumhydroxid in kleinen Portionen langsam darin lösen.
Vorsicht: Die Lauge wird wegen des Zuckers sehr heiß!
Lauge etwas abkühlen lassen.
Fette schmelzen, dann Öle hinzugeben und etwas abkühlen lassen.
Backofen auf 75 °C Ober- und Unterhitze einstellen.
Backblech mit Backpapier auslegen und in den Ofen schieben.
Lauge unter Rühren mit dem Kochlöffel langsam zu den Fetten gießen. Abwechselnd mit Kochlöffel und Stabmixer so lange rühren, bis eine sehr dicke Konsistenz entstanden ist.
Den Deckel auf den Topf legen und in den Ofen stellen.
Alle 10–15 Minuten kontrollieren und ggf. umrühren.
In der Zwischenzeit Buttermilchpulver mit etwas lauwarmen Wasser anrühren. Mandelmus und Parfümöl abwiegen.
Wenn die Masse komplett in der Gelphase ist, den Topf aus dem Ofen nehmen. Topf auf eine warme Unterlage stellen, damit die Seifenmasse nicht zu schnell abkühlt.
Der Reihe nach Buttermilch, Mandelmus und Parfümöl gründlich untermischen. Seifenmasse so schnell wie möglich in eine Blockform füllen. Die Form einige Male aufklopfen, damit eventuelle Luftblasen entweichen können.
Die Form mit einem Handtuch abdecken. Seife, sobald sie kalt und fest ist (frühestens jedoch nach 24 Stunden), aus der Form nehmen und schneiden. Etwa 1 bis 2 Wochen trocknen lassen.
Das Parfümöl Italien Biscotti duftet zwar sehr fein nach Mandeln, doch leider verfärbt es die Seife während der Reifezeit sehr dunkel.

Seifeneigenschaften: Härte 38 | Reinigung 20 | Pflege 57
Schaumvolumen 20 | Schaumstabilität 19

Seifen mit Honig

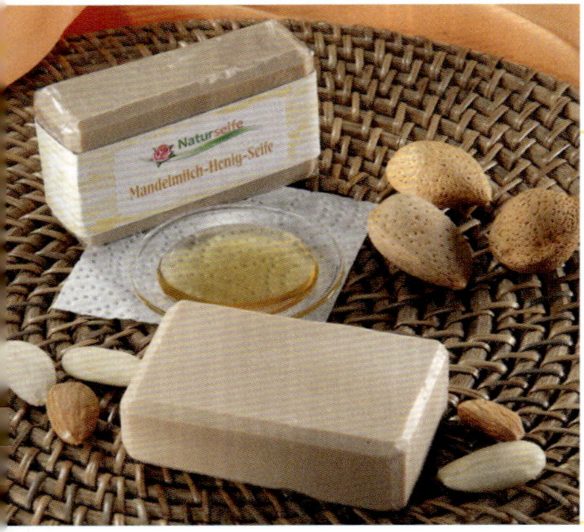

MANDELMILCH-HONIG-SEIFE

200 g Kokosöl
100 g Palmkernöl
200 g Palmöl
200 g Mandelöl
200 g Olivenöl
100 g Rapsöl
272 g Mandelmilch
(hergestellt aus 500 g
destilliertem Wasser und
100 g gemahlenen Mandeln)
136,5 g Natriumhydroxid
(bei 8 % Überfettung)
20 g flüssiger Bienenhonig
1 TL Titandioxid
20 g Parfümöl Honigmilch

100 g gemahlene Mandeln mit 500 g destilliertem Wasser 5 Minuten kochen, dann durch ein sauberes Tuch filtern und auspressen.
Von dieser Milch 272 g abwiegen und kaltstellen. Die Mandelmilch muss richtig eiskalt sein.
Fette schmelzen, dann Öle hinzugeben und abkühlen lassen.
Natriumhydroxid in der eiskalten Mandelmilch auflösen und wieder abkühlen lassen.
In der Zwischenzeit Honig mit etwas Wasser verdünnen. Parfümöl mit etwas Öl (von der Gesamtmenge abnehmen) verdünnen.
Titandioxid in die erkaltete Lauge einrühren.
Lauge durch ein Plastiksieb langsam zu den Fetten gießen, dabei mit dem Kochlöffel sanft rühren. Abwechselnd mit Kochlöffel und Stabmixer so lange rühren, bis eine dickliche Konsistenz entstanden ist.
Zuerst das Parfümöl, dann den Honig gut untermischen.
Seifenleim entweder in eine Dividorform oder andere Einzelförmchen füllen.
Form mit Folie abdecken. Nicht isolieren!
Seife, sobald sie fest ist (dies kann bis zu 4 Tage dauern), aus

der Form nehmen und mindestens 6 bis 8 Wochen trocknen lassen. Beobachten Sie die Seife während der ersten 4 bis 5 Stunden. Sollte sich abzeichnen, dass die Form zu heiß wird, stellen Sie sie an einen kühlen Ort und helfen notfalls mit ein oder zwei Kühlakkus nach. Gießen Sie die Lauge unbedingt durch ein Sieb, denn in der trüben Flüssigkeit kann man nicht erkennen, ob tatsächlich alle NaOH-Kristalle gelöst sind.

Seifeneigenschaften: Härte 40 | Reinigung 20 | Pflege 56 | Schaumvolumen 20 | Schaumstabilität 20

HONIG-ZITRONEN-SEIFE

200 g Kokosöl
100 g Palmkernöl
100 g Palmöl
100 g Sheabutter
100 g Mandelöl
200 g Reiskeimöl
200 g Sojaöl
272 g destilliertes Wasser
136,2 g Natriumhydroxid (bei 8 % Überfettung)
1 TL Titandioxid
1 Msp. Farbpigment Gelb
20 g Honig
2 EL getrocknete, fein gemahlene Zitronenschalen
Ätherische Öle:
15 g Zitrone
10 g Lemongras
10 g Petitgrain
10 g Muskatellersalbei
5 g Amyris

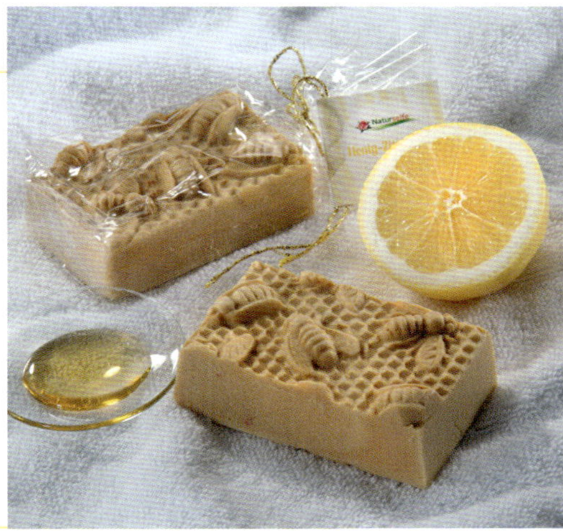

Destilliertes Wasser kaltstellen, dann darin Natriumhydroxid lösen und wieder abkühlen lassen.
Fette schmelzen, dann Öle hinzugeben und abkühlen lassen.
In der Zwischenzeit Farbpigment in etwas Wasser lösen.
Honig mit etwas Wasser verdünnen. Zitronenschalenpulver mit etwas Öl (von der Gesamtmenge abnehmen) verrühren und ätherische Öle zugeben.
Titandioxid in die erkaltete Lauge einrühren.

Lauge unter Rühren langsam zu den Fetten gießen. Abwechselnd mit Kochlöffel und Stabmixer so lange rühren, bis eine cremige Konsistenz entstanden ist.

Nach und nach zuerst die Farbe, dann die Duftmischung und zum Schluss den Honig unter den Seifenleim mischen.

Seifenleim in eine Dividorform oder andere Einzelförmchen füllen.

Form mit Folie abdecken, nicht oder nur leicht isolieren.

Seife, sobald sie fest ist (dies kann bis zu 4 Tage dauern), aus der Form nehmen und mindestens 6 bis 8 Wochen trocknen lassen.

Seifeneigenschaften: Härte 41 | Reinigung 20 | Pflege 57
Schaumvolumen 20 | Schaumstabilität 21

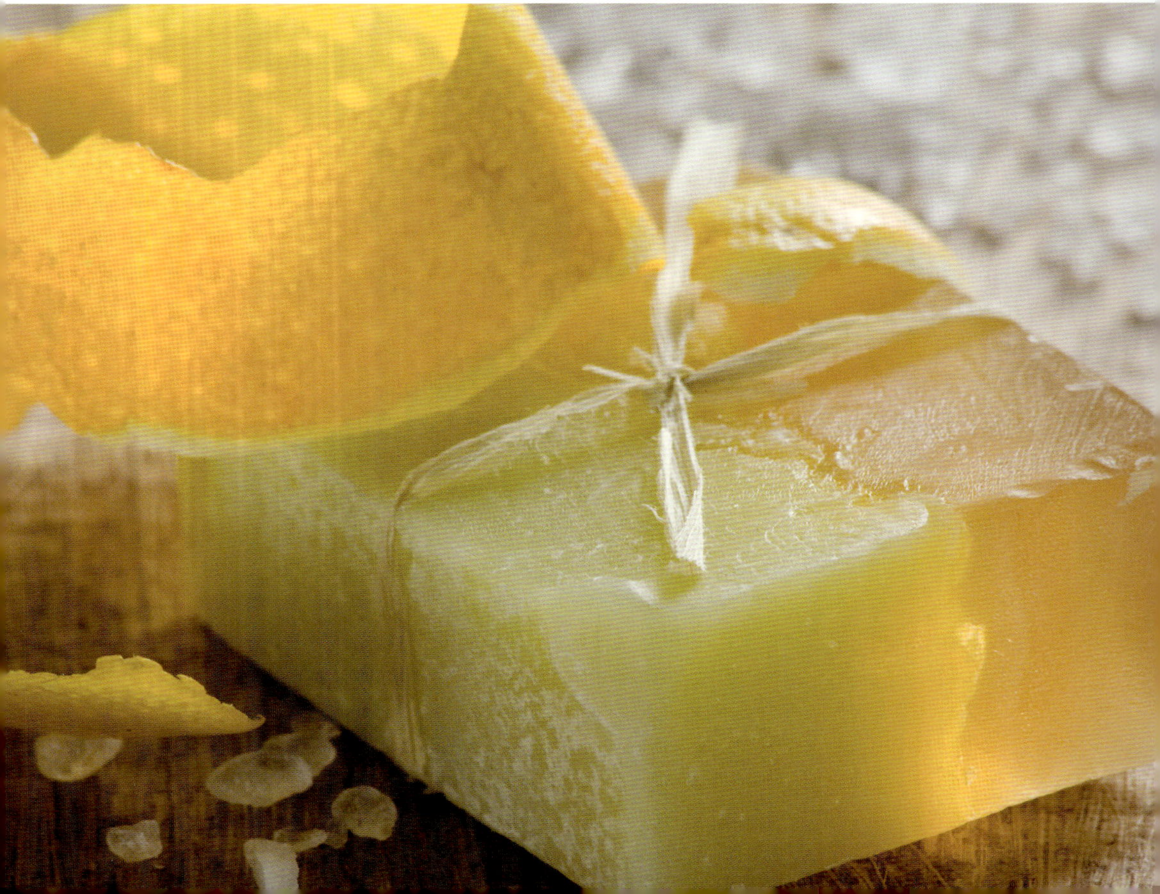

Seifen mit Seide

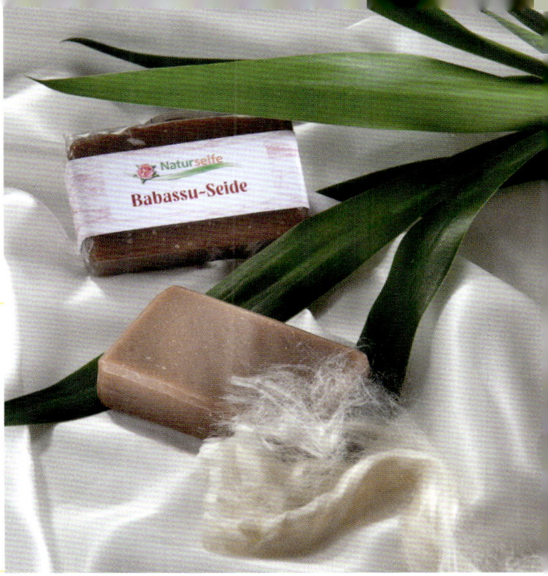

BABASSU-SEIDEN-SEIFE

300 g Babassuöl	302 g destilliertes Wasser
150 g Palmöl	137,1 g Natriumhydroxid
50 g Kakaobutter	(bei 8 % Überfettung)
150 g Reiskeimöl	1 g Tussahseide
100 g Sesamöl	1 TL rote Tonerde
200 g Sojaöl	20 bis 30 g Parfümöl
50 g Rizinusöl	Soft Cashmir Silk

Die Seidenfasern auseinander zupfen und ins kalte Wasser geben, umrühren, bis alle Fasern durchnässt sind. Dann unter Rühren Natriumhydroxid in kleinen Portionen einrieseln lassen. Vorsicht: Die Lauge wird heiß! Langsam weiterrühren, bis sich die Seide aufgelöst hat. Das dauert eine Weile, haben Sie etwas Geduld. Lauge abkühlen lassen. Fette schmelzen, dann Öle hinzugeben und wieder abkühlen lassen. In der Zwischenzeit Tonerde mit etwas Wasser verrühren. Parfümöl mit etwas Öl (von der Gesamtmenge abnehmen) verdünnen. Lauge unter Rühren mit dem Kochlöffel langsam zu den Fetten gießen. Abwechselnd mit Kochlöffel und Stabmixer nur so lange rühren, bis eine dünnflüssige Emulsion entstanden ist. Rühren Sie nicht zu lange, denn der Seifenleim dickt durch die Seide schnell an. Nun Tonerde und Parfümöl unterrühren und den Seifenleim in eine beliebige Form füllen. Mit Folie abdecken. Nicht isolieren! Seife, sobald sie fest ist (frühestens jedoch nach 24 Stunden), aus der Form nehmen und ggf. schneiden. Mindestens 4 bis 6 Wochen trocknen lassen. Alternativ zur Tussahseide können Sie auch 10 g flüssiges Seidenprotein verwenden. Verdünnen Sie es mit etwas Wasser und rühren Sie die Mischung ganz zum Schluss ein. Der Seifenleim dickt nach Zugabe der flüssigen Seide allerdings ebenso schnell an.

Seifeneigenschaften: Härte 40 | Reinigung 21 | Pflege 56
Schaumvolumen 21 | Schaumstabilität 23

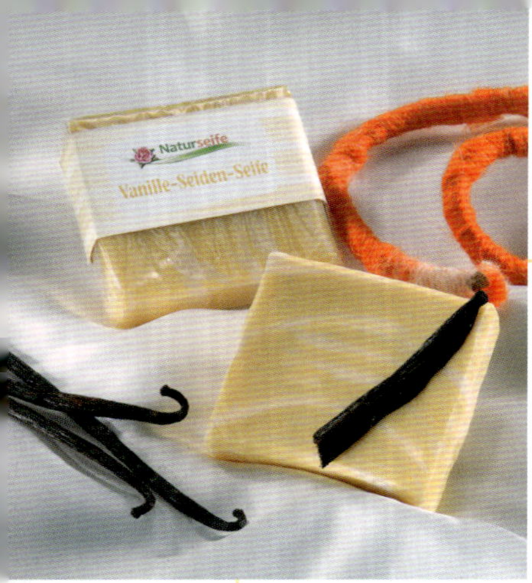

VANILLE-SEIDEN-SEIFE

300 g Kokosöl	138,3 g Natriumhydroxid (bei 8 % Überfettung)
200 g Palmöl	1 TL Titandioxid
200 g Maiskeimöl	1 Msp. Farbpigment Gelb
200 g Sojaöl	2 EL Naturjoghurt
100 g Weizenkeimöl	10 g flüssiges Seidenprotein
332 g destilliertes Wasser	20 bis 30 g Parfümöl Vanille, nicht färbend
30 g Zucker	
½ TL Salz	

Die Seife wird im OHP-Verfahren hergestellt.
Im Wasser zunächst Zucker und Salz, dann Natriumhydroxid lösen, etwas abkühlen lassen. Anschließend Titandioxid einrühren.
Fette schmelzen, dann Öle hinzugeben und etwas abkühlen lassen.
Backofen auf 75 °C Ober- und Unterhitze einstellen.
Backblech mit Backpapier auslegen und in den Ofen schieben.
Lauge unter Rühren mit dem Kochlöffel langsam zu den Fetten gießen. Abwechselnd mit Kochlöffel und Stabmixer so lange rühren, bis eine sehr dicke Konsistenz entstanden ist.
Deckel auf den Topf legen und in den Ofen stellen.
Alle 10 Minuten kontrollieren und umrühren.
In der Zwischenzeit Joghurt aus dem Kühlschrank nehmen, er sollte Zimmertemperatur haben. Farbpigment in etwas Wasser lösen.
Parfümöl und Seidenprotein abwiegen und alles bereitstellen.
Wenn die Masse komplett in der Gelphase ist, den Topf aus dem Ofen nehmen und auf eine warme Unterlage z. B. ein altes Handtuch stellen, damit die Seifenmasse nicht zu schnell abkühlt.
Erst Joghurt, dann Seidenprotein und Parfümöl zugeben und gut untermischen. Etwa ein ¼ der Seifenmasse abnehmen und in eine Schüssel füllen. Den verbleibenden Teil im Topf mit der gelben Farbe gut verrühren. Die ungefärbte Portion in den Topf zurück schütten und mit einem Kochlöffel oder Schneebesen marmorieren.
Seifenmasse so schnell wie möglich in eine Blockform füllen,

mit einem Handtuch abdecken.
Seife, sobald sie fest ist (frühestens jedoch nach 24 Stunden), aus der Form nehmen, schneiden und 1 bis 2 Wochen trocknen lassen.

Seifeneigenschaften: Härte 43 | Reinigung 20 | Pflege 54
Schaumvolumen 20 | Schaumstabilität 23

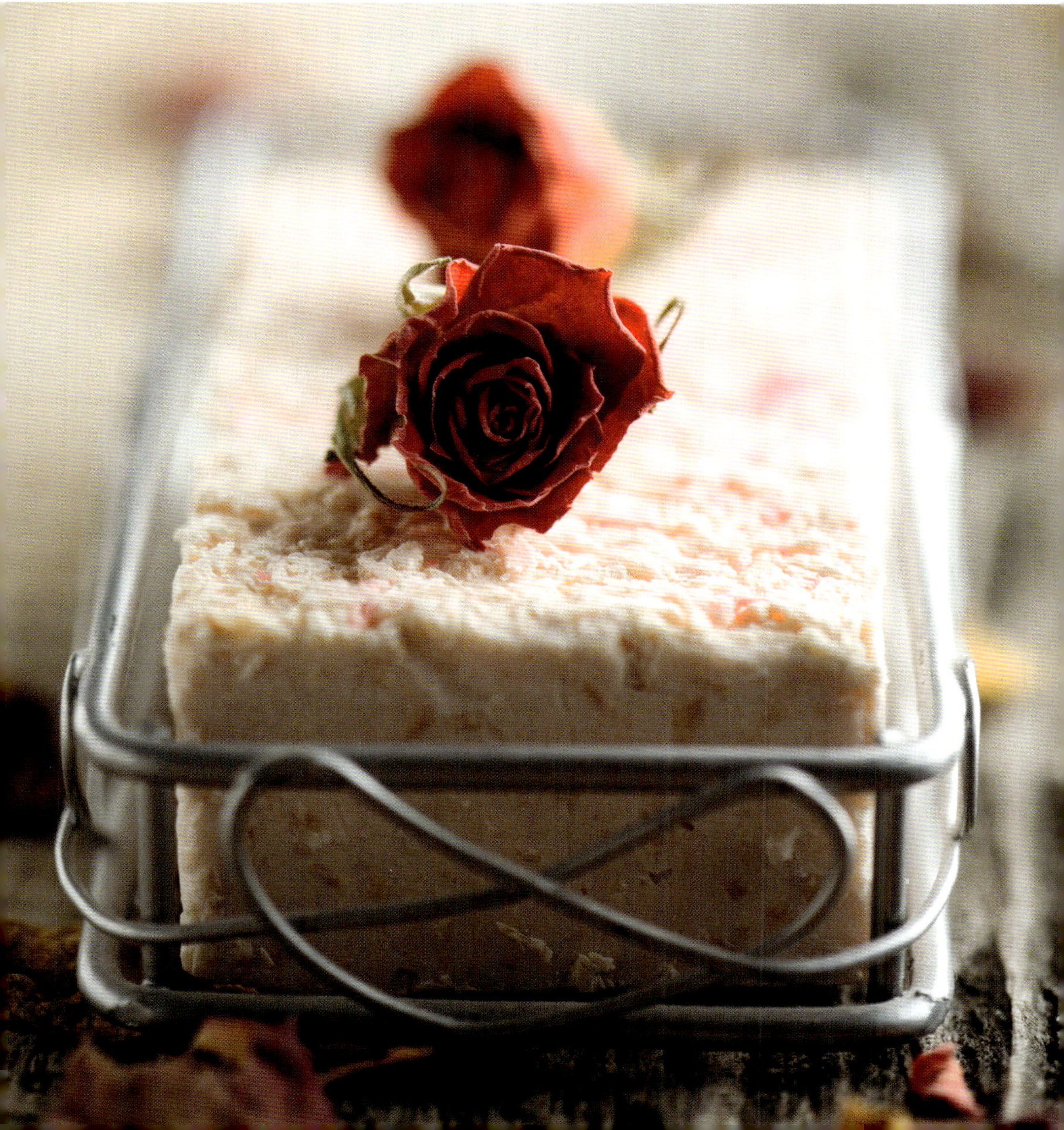

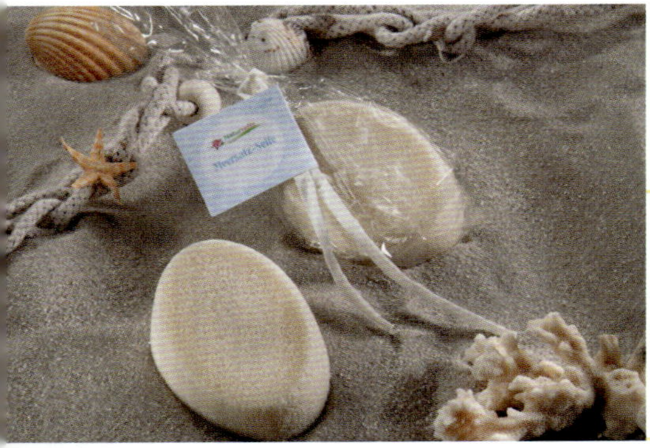

SCHÄUMENDE SALZSEIFE

300 g Kokosöl	140 g destilliertes Wasser
50 g Lanolin	50 g Zucker
50 g Palmkernöl	70 g Natriumhydroxid
50 g Rizinusöl	(bei 12 % Überfettung)
50 g Sheabutter	500 g Meersalz

Zucker im Wasser lösen und kaltstellen, dann Natriumhydroxid darin auflösen und wieder abkühlen lassen.
Fette schmelzen, dann Öle hinzugeben und abkühlen lassen.
Lauge unter Rühren mit dem Kochlöffel langsam zu den Fetten gießen. Abwechselnd mit Kochlöffel und Stabmixer rühren, bis eine cremig-dicke Konsistenz entstanden ist.
Salz langsam in den Seifenleim schütten und mit dem Kochlöffel gut untermischen.
Sofort in beliebige Einzelförmchen, z. B. Silikonform »Große Ovale« füllen. Form auf ein mit Backpapier ausgelegtes Backblech stellen und für ca. 1 Stunde bei 50 bis 60 °C in den Backofen schieben.
Anschließend die Form mit einem Handtuch abdecken, langsam abkühlen lassen, nach 2 bis 3 Tagen behutsam aus der Form drücken und 4 bis 6 Wochen trocknen lassen.
Wenn Sie möchten, können Sie die Seife färben und beduften.
Da das Salz Farbe und Duftstoffe absorbiert, müssen Sie beides höher dosieren, als üblich.
Verwenden Sie für Salzseifen lieber Einzelförmchen, denn die Seife wird durch den hohen Salzgehalt sehr hart. Dadurch lässt sie sich nicht gut schneiden und zerbricht oder bröselt sehr leicht.
Salzseife wird in der Regel keine heiße Gelphase erreichen, deshalb sollte sie 2 bis 3 Tage in der Form bleiben.

Salzseife sollte kühl und trocken gelagert werden, denn sie »schwitzt« sehr leicht. Durch hohe Luftfeuchtigkeit oder Wärme im Sommer bildet sich Feuchtigkeit auf der Seife. Am Besten legen Sie während der Reifezeit ein altes Handtuch über die Seifenstücke. Dadurch wird ein großer Teil der Feuchtigkeit aufgesaugt. Verpacken Sie Salzseife am Besten in Zellophantüten oder -folie. Sie ist atmungsaktiv und gewährleistet den Luftaustausch.

Seifeneigenschaften: Für Salzseifen kann man die Eigenschaften nicht wie bei anderen Seifen berechnen. Durch den sehr hohen Salzgehalt sind sie sehr viel härter und schäumen weniger, als die Berechnung ergeben würde.

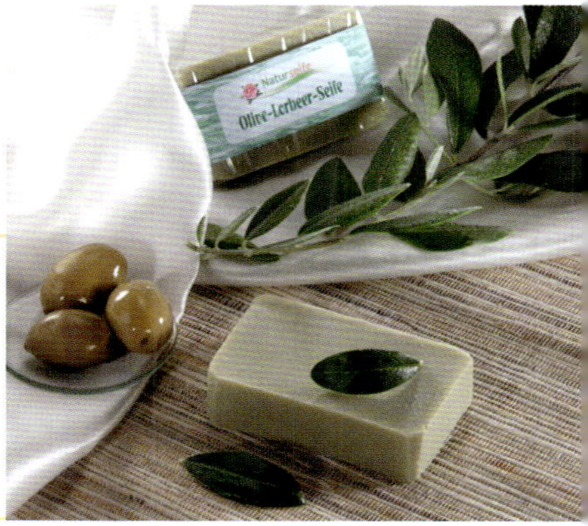

OLIVE-LORBEER-SEIFE

850 g Olivenöl
150 g Lorbeeröl
228 g destilliertes Wasser
126,4 g Natriumhydroxid
(bei 8 % Überfettung)

Destilliertes Wasser kaltstellen, dann darin Natriumhydroxid auflösen und auf 35 °C abkühlen lassen.
Beide Öle mischen und auf 35 °C sanft erwärmen.
Lauge unter Rühren mit dem Kochlöffel zum Öl gießen. Abwechselnd mit Kochlöffel und Stabmixer so lange rühren, bis der Seifenleim dick ist und »zeichnet«.
Seifenleim in eine Blockform füllen, mit Folie abdecken und gut isolieren. Sollte sich innerhalb von 1 bis 2 Stunden keine Gelphase einstellen, heizen Sie den Backofen auf 50 °C auf. Wenn die Temperatur erreicht ist, schalten Sie ihn wieder ab und stellen die Seifenform hinein. Die Wärme wird für eine schöne Gelphase sorgen.
Seife, sobald sie fest ist (frühestens jedoch nach 24 Stunden), aus der Form nehmen und schneiden. Mindestens 4 bis 6 Wochen trocknen

lassen. Olivenölseifen profitieren von einer langen Lagerzeit. Obwohl die Seife bereits nach dem Ausformen gut schäumt, sollten Sie ihr einige Monate Zeit zum Reifen geben. Der würzige Duft ist typisch für diese Art Seifen.
Olivenöl-Lorbeer-Seifen werden üblicherweise mit 12 oder 45 % Lorbeeröl hergestellt. Je höher der Lorbeerölanteil ist, desto fester wird die Seife und desto mehr wird sie schäumen. Lorbeeröl birgt jedoch ein gewisses allergenes Risiko für sehr empfindliche Personen. Das dunkelgrüne, leicht pastöse Öl enthält ca. 2 bis 3 % ätherische Öle, deren Hauptbestandteil Eucalyptol ist. Dieser Stoff gilt als hautreizend. Wenn Sie zu Allergien neigen, testen Sie das Öl vor der Verwendung an einer kleinen Hautstelle. Sollte sich eine Hautrötung zeigen, verzichten Sie lieber auf diese Seife.

Seifeneigenschaften: Hier können keine aussagekräftigen Angaben gemacht werden, denn die Zusammensetzung der Olive-Lorbeer-Seife entspricht nicht den allgemeinen Regeln. Die reguläre Berechnung der Eigenschaften bzgl. Härte, Reinigung, Pflege, Schaumvolumen und Schaumstabilität würde Ergebnisse liefern, die von den tatsächlichen Eigenschaften dieser Seife abweichen.

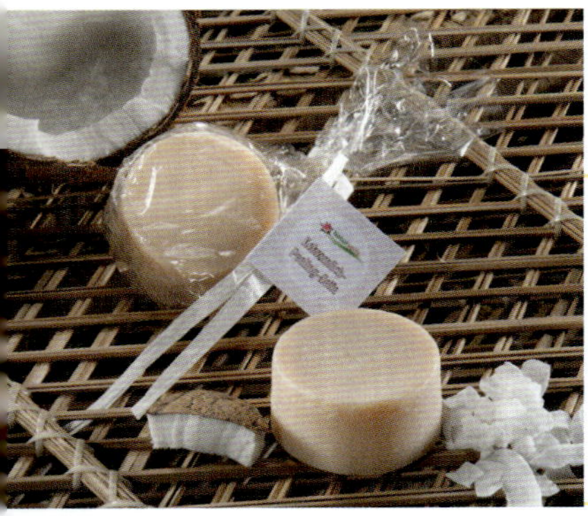

KOKOSMILCH-PEELING-SEIFE

200 g Kokosöl
100 g Palmkernöl
150 g Palmöl, raffiniert
50 g Sheabutter
200 g Reiskeimöl
200 g Sesamöl
100 g Mandelöl
246 g destilliertes Wasser
138,1 g Natriumhydroxid (bei 7 % Überfettung)
100 g Kokosmilch aus der Dose
30 g Parfümöl Kokos

Destilliertes Wasser kaltstellen, dann Natriumhydroxid darin auflösen und wieder erkalten lassen.
Fette schmelzen, dann Öle hinzugeben und abkühlen lassen. Lauge und Fette sollten nicht wärmer als 30 °C sein.
In der Zwischenzeit Kokosmilch in der Dose gründlich umrühren,

dann die benötigte Menge abwiegen. Parfümöl mit etwas Öl (von der Gesamtmenge abnehmen) verdünnen.
Lauge unter Rühren mit dem Kochlöffel langsam zu den Fetten gießen. Abwechselnd mit Kochlöffel und Stabmixer so lange rühren, bis eine cremige Konsistenz entstanden ist.
Kokosmilch langsam zum Seifenleim gießen und gut untermischen. Zum Schluss das Parfümöl unterrühren.
Seifenleim in beliebige Einzelförmchen, z. B. Silikonform »Muffin« füllen. Form mit Folie abdecken und kühl stellen. Falls die Masse warm wird, je einen Kühlakku unter und auf die Form legen.
Seife, sobald sie fest ist (frühestens jedoch nach 24 Stunden), die Seifenstücke behutsam aus den Förmchen drücken.
Mindestens 6 bis 8 Wochen trocknen lassen.
Bei den im Handel erhältlichen Kokosmilchsorten ist der Fettgehalt unterschiedlich. Deshalb habe ich ihn bei der Berechnung nicht berücksichtigt. Die Seife ist also mit etwas mehr als 7 % überfettet. Wenn Sie die Überfettung genauer bestimmen möchten, beziehen Sie den Fettanteil Ihrer Kokosmilch in die Berechnung mit ein. Die meisten Kokos-Parfümöle färben die Seife beige bis hellbraun, weil sie häufig Vanilleanteile enthalten. Wenn Sie eine schneeweiße Seife möchten, können Sie entweder auf das Parfümöl verzichten oder ein anderes aussuchen, das als »nicht färbend« ausgezeichnet ist.

Seifeneigenschaften: Härte 41 | Reinigung 20 | Pflege 56
Schaumvolumen 20 | Schaumstabilität 21

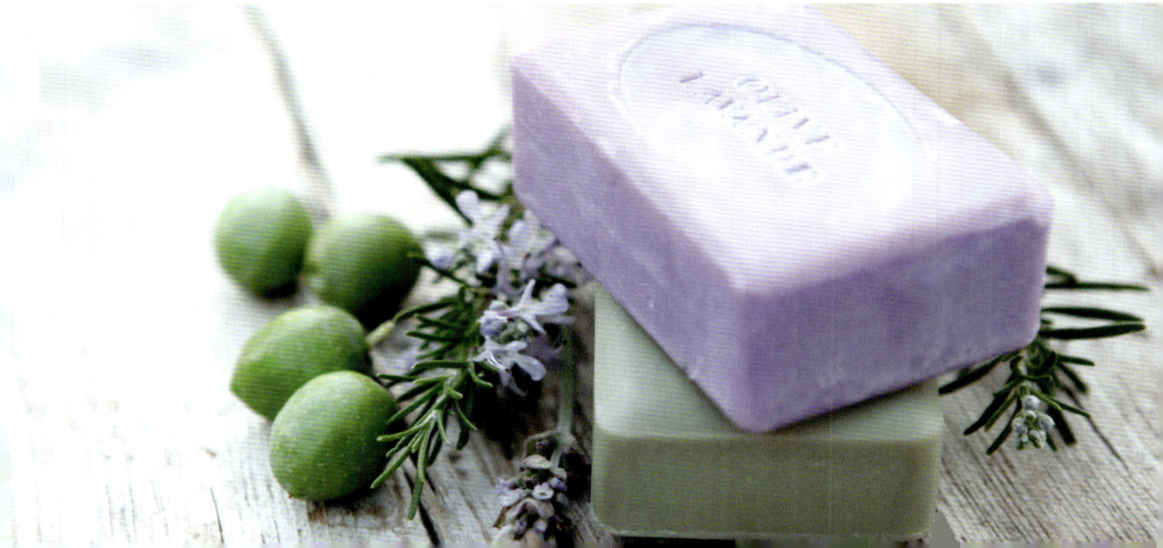

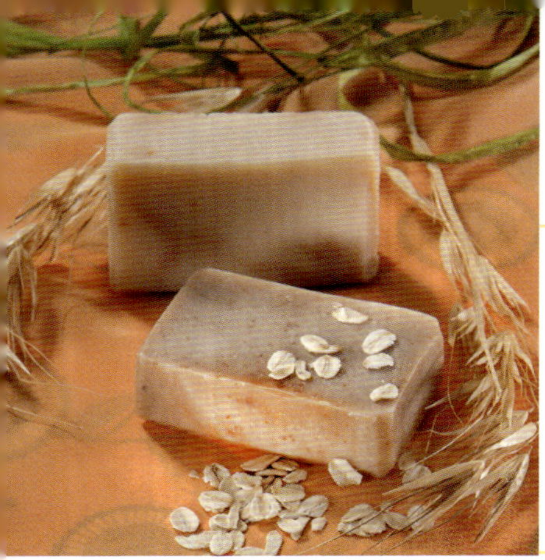

HAFER-MILCH-PEELINGSEIFE

200 g Kokosöl
100 g Palmkernöl
200 g Palmöl
200 g Rapsöl
200 g Sojaöl
100 g Weizenkeimöl
270 g destilliertes Wasser
134,8 g Natriumhydroxid
(bei 8 % Überfettung)
3 bis 4 g feine Haferflocken
20 g Milchpulver
25 bis 30 g Parfümöle nach Wunsch, z. B. Hafermilch

Destilliertes Wasser kaltstellen, dann darin Natriumhydroxid auflösen und wieder abkühlen lassen.
Fette schmelzen, dann Öle hinzugeben und abkühlen lassen.
In der Zwischenzeit Haferflocken sehr fein mahlen, mit Wasser verrühren. Milchpulver separat mit etwas Wasser verrühren.
Düfte mit etwas Öl (von der Gesamtmenge abnehmen) verdünnen.
Lauge unter Rühren mit dem Kochlöffel langsam zu den Fetten gießen. Abwechselnd mit Kochlöffel und Stabmixer so lange rühren, bis eine cremige Konsistenz entstanden ist.
Vom Seifenleim ca. ¼ in eine Schüssel gießen, Duftmischung und eingeweichte Haferflocken gut untermischen.
In den restlichen Seifenleim das aufgelöste Milchpulver einrühren.
Den Seifenleim mit den Haferflocken spiralförmig in den Topf zurückgießen. Mit dem Kochlöffel ein Kreuz durch den Seifenleim ziehen und in eine Dividor- oder Blockform füllen.
Form mit Folie abdecken, nicht isolieren, auf Kühlakkus stellen.
Seife, sobald sie fest ist (das kann bis zu 4 Tage dauern), aus der Form nehmen und ggf. schneiden. Mindestens 6 bis 8 Wochen trocknen lassen.

Seifeneigenschaften: Härte 40 | Reinigung 20 | Pflege 56
Schaumvolumen 20 | Schaumstabilität 20

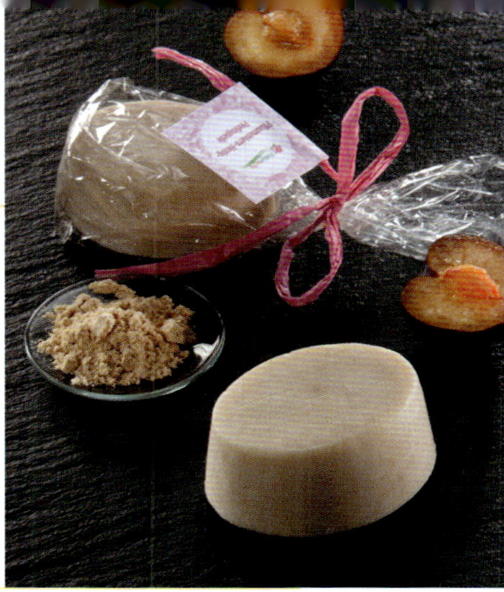

PFLAUMENKERN-HONIG-PEELINGSEIFE

150 g Babassuöl
250 g Palmöl
150 g Palmkernöl
150 g Aprikosenkernöl
100 g Distelöl
200 g Sojaöl
274 g destilliertes Wasser
136,6 g Natriumhydroxid
(bei 8 % Überfettung)

20 g Pflaumenkernpuder
20 g Honig
Ätherische Öle:
10 g Zitrone
5 g Lemongras
10 g Benzoe
15 g Muskatellersalbei

Destilliertes Wasser kaltstellen, dann darin Natriumhydroxid lösen und wieder abkühlen lassen.
Alle Fette schmelzen, dann Öle hinzugeben und abkühlen lassen.
In der Zwischenzeit Pflaumenkernpuder mit Wasser verrühren, Honig mit etwas Wasser verdünnen. Ätherische Öle mischen und mit etwas Öl (von der Gesamtmenge abnehmen) verdünnen.
Lauge unter Rühren mit dem Kochlöffel langsam zu den Fetten gießen. Abwechselnd mit Kochlöffel und Stabmixer so lange rühren, bis eine cremige Konsistenz entstanden ist.
Der Reihe nach Pflaumenkernpuder, ätherische Öle und Honig unter den Seifenleim mischen.
Seifenleim in beliebige Einzelförmchen, z. B. Silikonform »Große Ovale« füllen. Form mit Folie abdecken, nicht isolieren. Sollte die Seife zu heiß werden, stellen Sie sie auf einen Kühlakku.
Wenn die Seife fest ist (frühestens jedoch nach 24 bis 36 Stunden), die Seifenstücke behutsam aus den Förmchen drücken. Mindestens 6 bis 8 Wochen trocknen lassen.

Seifeneigenschaften: Härte 40 | Reinigung 20 | Pflege 57
Schaumvolumen 20 | Schaumstabilität 20

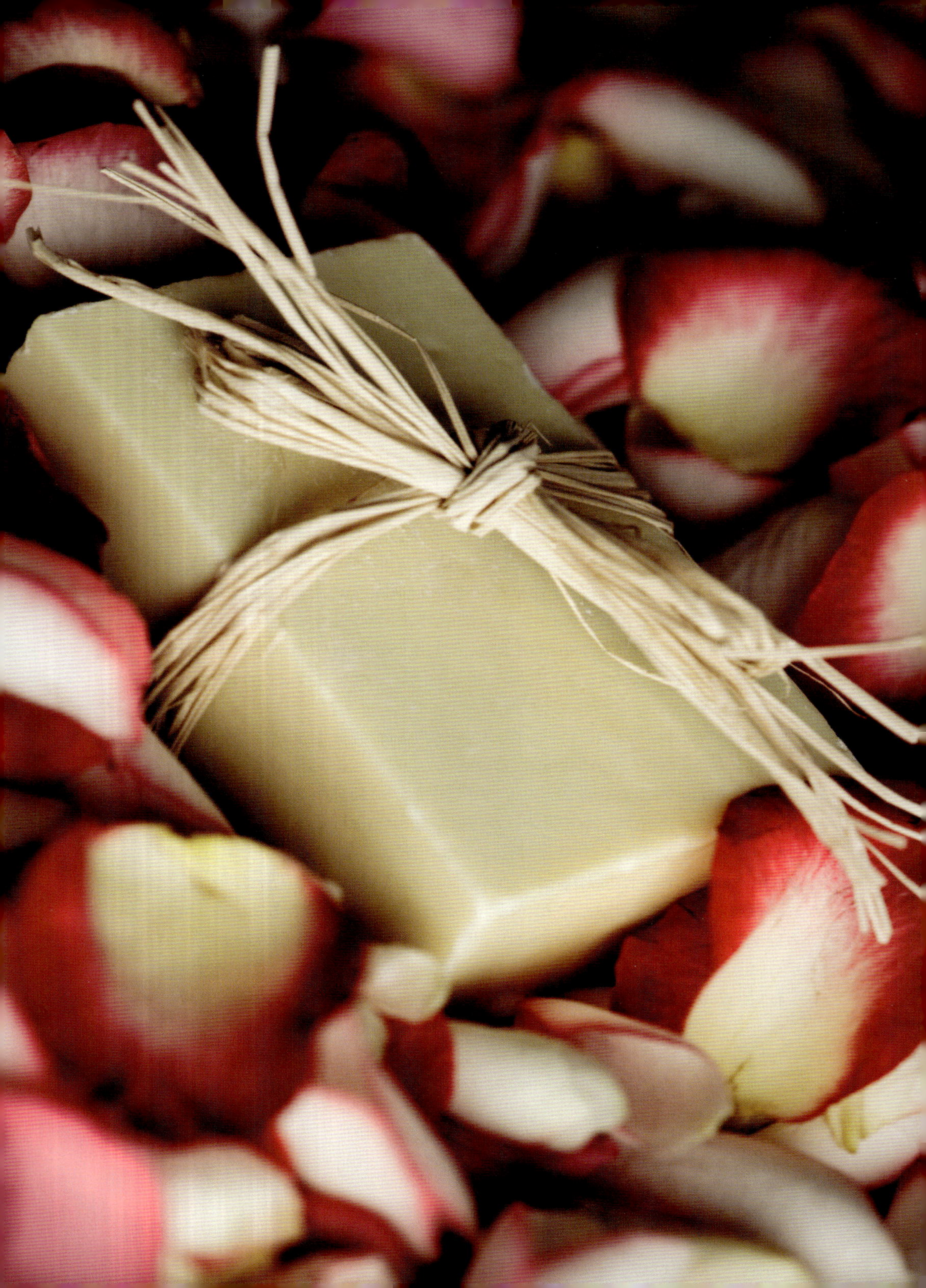

Die Klassiker

ROSENSEIFE

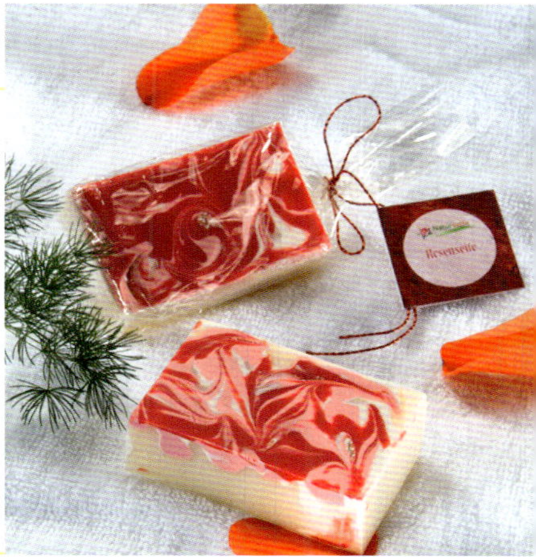

300 g Kokosöl
100 g Kakaobutter
100 g Palmöl raffiniert
150 g Maiskeimöl
200 g Reiskeimöl
100 g Mandelöl
50 g Wildrosenöl raffiniert
276 g destilliertes Wasser
137,7 g Natriumhydroxid
(bei 8 % Überfettung)

1 TL Titandioxid
1 Msp. Farbpigment Rosenrot
ein paar Krümel Farbpigment Fire
Ätherische Öle:
15 g Geranium
5 g Rosenholz
10 g Petitgrain
5 g Sandelholz

Wasser kaltstellen, dann darin Natriumhydroxid auflösen und wieder abkühlen lassen.
Fette schmelzen, dann Öle hinzugeben und abkühlen lassen.
In der Zwischenzeit ätherische Öle mischen und mit etwas Öl (von der Gesamtmenge abnehmen) verdünnen. Die beiden Rot-Pigmente mischen und in etwas Wasser lösen. Titandioxid in einem Schälchen mit etwas Wasser gründlich verrühren.
Lauge unter Rühren mit dem Kochlöffel langsam zu den Fetten gießen. Abwechselnd mit Kochlöffel und Stabmixer so lange rühren, bis eine stabile Emulsion entstanden ist.
Vom Seifenleim drei kleine Portionen abnehmen. Die erste Portion mit der Hälfte des Titandioxids weiß färben. Die zweite Portion zuerst mit der anderen Hälfte des Titandioxids verrühren, dann mit etwas roter Farbe rosa färben. Die dritte Portion rot färben.
Den ungefärbten Seifenleim in den Dividor füllen. Die farbigen Portionen abwechselnd streifenförmig darübergießen. Mit einem Holzstäbchen an der Oberfläche nach Belieben Muster ziehen.
Stege einsetzen, Form mit Folie abdecken und gut isolieren.
Wenn die Seife fest ist (frühestens jedoch nach 24 Stunden),

die Trennstücke mit einer Zange entfernen und die Seifenstücke behutsam herauslösen. Mindestens 4 bis 6 Wochen trocknen lassen. Wenn Sie keine Dividor-Form zur Hand haben, können Sie die Rosenseife auch in eine Blockform füllen. Als Marmorierungstechniken bieten sich hier die Topfmarmorierung, oder die zweite Variante der Schichtmarmorierung an.
Die Rosenseife ist ein Klassiker, um die keine Seifensiederin und kein Seifensieder herumkommen. Auch wenn es sich hier anbieten würde, Rosenblüten in den Seifenleim zu rühren, verzichten Sie lieber darauf. Die Blüten behalten leider nicht die schöne rote Farbe, sie werden braun. Möchten Sie dennoch getrocknete Blüten verwenden, bereiten Sie die Rosenseife im OHP-Verfahren zu und ergänzen das Rezept mit 30 % Wasser, 30 g Zucker, ½ TL Salz und 1 EL Joghurt oder Buttermilch (Anleitung Seife sieden im Heißverfahren, Seite 77).

Seifeneigenschaften: Härte 42 | Reinigung 20 | Pflege 55
Schaumvolumen 20 | Schaumstabilität 22

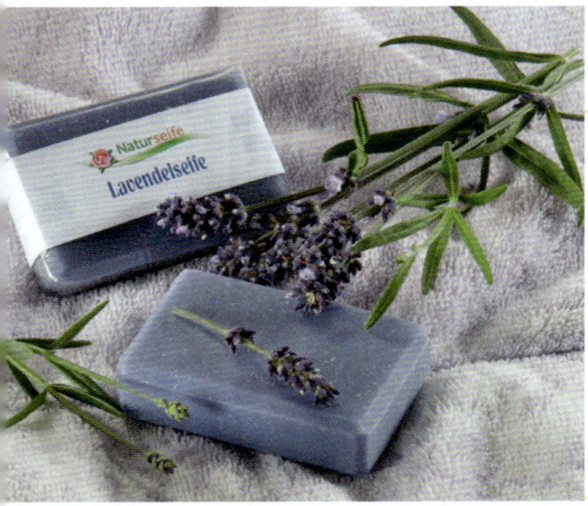

LAVENDELSEIFE

200 g Kokosöl
200 g Palmöl
100 g Palmkernöl
200 g Mandelöl
200 g Reiskeimöl
100 g Sesamöl
274 g destilliertes Wasser
137,1 g Natriumhydroxid
(bei 8 % Überfettung)
½ TL Farbpigment D&C Violett
oder 4 bis 5 TL Farbpigment
Ultramarinviolett
Ätherische Öle:
30 g Lavendel
5 g Petitgrain
5 g Amyris

Destilliertes Wasser kaltstellen, dann darin Natriumhydroxid auflösen und wieder abkühlen lassen.
Fette schmelzen, dann Öle hinzugeben und abkühlen lassen.
In der Zwischenzeit Farbpigmente in etwas Wasser lösen.
Ätherische Öle mischen und mit etwas Öl (von der Gesamtmenge abnehmen) verdünnen.

Lauge unter Rühren mit dem Kochlöffel langsam zu den Fetten gießen. Abwechselnd mit Kochlöffel und Stabmixer so lange rühren, bis eine dicke Konsistenz entstanden ist und der Seifenleim »zeichnet«.

Nacheinander Farbe und ätherische Öle gut unterrühren.

Seifenleim in eine Blockform füllen, mit Folie abdecken und isolieren.

Seife, sobald sie fest ist (frühestens jedoch nach 24 Stunden), aus der Form nehmen und in Stücke schneiden. Mindestens 4 bis 6 Wochen trocknen lassen.

Die Lavendelseife ist, wie die Rosenseife, eine klassische Seife, die in keiner Rezeptsammlung fehlen darf. Die verwendeten Fette und Öle ergeben eine sehr helle Grundfarbe. Dies ist nötig, weil das Farbpigment Ultramarinviolett nur sehr schwach färbt. Es wird auch deshalb viel höher dosiert, als die üblichen Seifenpigmente.

Seifeneigenschaften: Härte 41 | Reinigung 20 | Pflege 57
Schaumvolumen 20 | Schaumstabilität 21

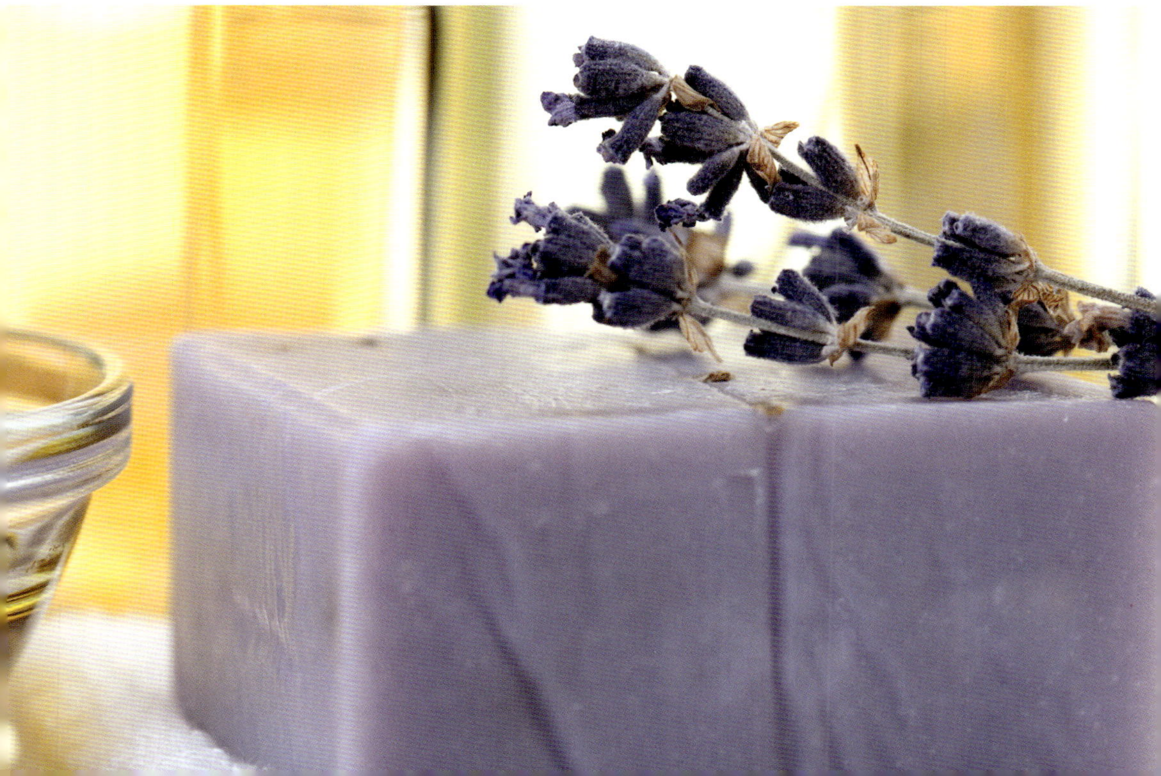

Themenseifen: Jahreszeiten

Die nun folgenden Rezepte basieren auf dem immer gleichen Basisrezept. Thematisch passende Duftmischungen und Farben zaubern daraus fünf verschiedene Seifen, passend zu jeder Jahreszeit. Mischungen aus ätherischen Ölen entfalten ihr komplettes Bouquet erst nach einer gewissen Reifezeit. Ich empfehle daher, die ausgewählte Mischung bereits 2 bis 3 Wochen vor dem geplanten Siedetag herzustellen. Füllen Sie die Öle in ein braunes Apothekerfläschchen. Stellen Sie es an einem dunklen, kühlen Ort. Ab und zu schütteln und daran schnuppern, kann auch nicht schaden. Sie werden erstaunt sein, wie sich der Duft mit der Zeit verändert.

BASISREZEPT FÜR DIE GRUNDSEIFE

200 g Kokosöl
200 g Palmöl raffiniert
100 g Palmkernöl
200 g Reiskeimöl
200 g Sesamöl
100 g Sonnenblumenöl
274 g destilliertes Wasser
136,7 g Natriumhydroxid
(bei 8 % Überfettung)

Destilliertes Wasser kaltstellen, darin Natriumhydroxid lösen und wieder abkühlen lassen.
Fette schmelzen, Öle hinzugeben und abkühlen lassen.
In der Zwischenzeit Duftmischung mit etwas Öl (von der Gesamtmenge abnehmen) verdünnen. Farbe in etwas Wasser lösen.
Lauge unter Rühren mit dem Kochlöffel langsam zu den Fetten gießen. Abwechselnd mit Kochlöffel und Stabmixer so lange rühren, bis eine stabile Emulsion entstanden ist.
Weiter geht es, wie in den folgenden Rezepten beschrieben.
Seifeneigenschaften: Härte 41 | Reinigung 20 | Pflege 57
Schaumvolumen 20 | Schaumstabilität 22

FRÜHLINGSERWACHEN

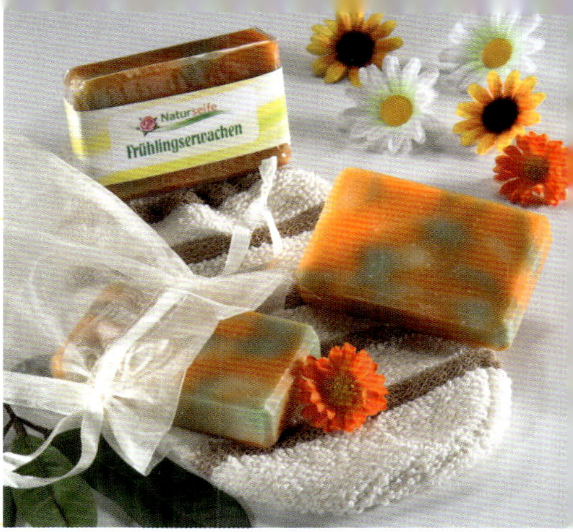

zusätzlich zum Basisrezept:	Ätherische Öle:
1 Msp. Farbpigment Maigrün	5 g Citronella
1 Msp. Farbpigment Gelb	10 g Zitrone
1 Msp. Farbpigment Blütenorange	5 g Rosmarin
	5 g Orange
	10 g Geranium
	10 g Zeder

Duftmischung mit etwas Öl (von der Gesamtmenge abnehmen) verdünnen. Die drei Farben jeweils in etwas Wasser lösen.
In den flüssigen Seifenleim zuerst die ätherischen Öle einrühren.
Dann den Seifenleim in drei möglichst gleich große Portionen teilen.
Die eine Portion maigrün, die zweite gelb und die dritte blütenorange färben. Die drei Portionen abwechselnd Löffel für Löffel in eine Blockform klecksen, bis alles aufgebraucht ist.
Die Form mit Folie abdecken und gut isolieren.
Seife, sobald sie fest ist (frühestens jedoch nach 24 Stunden), aus der Form nehmen und in Stücke schneiden.
Mindestens 4 bis 6 Wochen trocknen lassen.

SOMMERFRISCHE

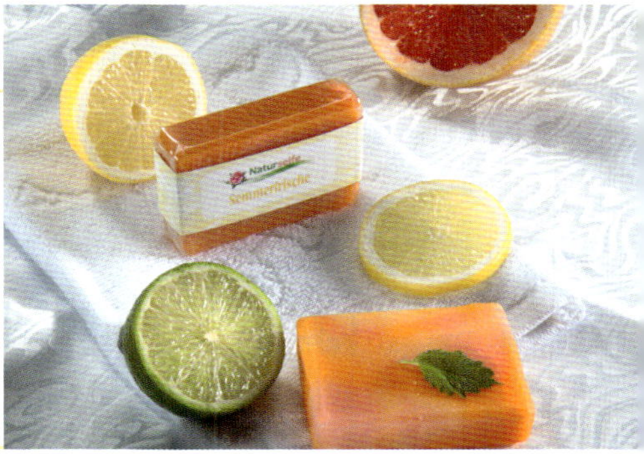

zusätzlich zum Basisrezept:	Ätherische Öle:
1 Msp. Farbpigment Gelb	15 g Grapefruit
1 Msp. Farbpigment Blütenorange	5 g Litsea cubeba
1 Msp. Farbpigment Rosenrot	5 g Lavendel
	2 g Spearmint
	10 g Linaloeholz
	10 g Geranium

Ätherische Öle mit etwas Öl (von der Gesamtmenge abnehmen) verdünnen. Die Farben jeweils in etwas Wasser lösen.

In den dünnflüssigen Seifenleim zuerst die Duftmischung einrühren, dann den Leim in drei möglichst gleich große Portionen teilen.
Die eine Portion gelb, die zweite blütenorange und die dritte rosenrot färben.
Nun die farbigen Teile portions- und streifenweise in die Form gießen.
Wenn alles aufgebraucht ist, mit einem Holzstäbchen diagonale Linien durch den Seifenleim ziehen.
Form mit Folie abdecken, gut isolieren.
Seife, sobald sie fest ist (frühestens jedoch nach 24 Stunden), aus der Form nehmen und in Stücke schneiden. Mindestens 4 bis 6 Wochen trocknen lassen.

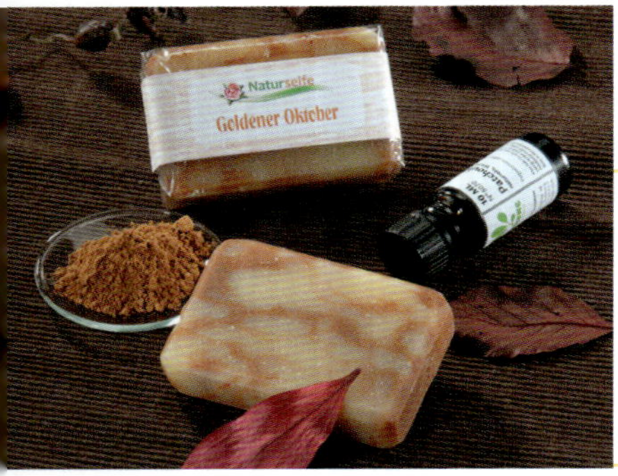

GOLDENER OKTOBER

zusätzlich zum Basisrezept:
1 TL Annattosamen
1 TL rote Tonerde
Ätherische Öle:
15 g Orange
10 g Litsea cubeba
5 g Ylang-Ylang
3 g Patschouli
3 g Nelkenblüte
10 g Geranium

Etwa 2 Wochen vor dem Siedetag Annattosamen in 100 g Sonnenblumenöl (vom Grundrezept abnehmen) einlegen.
Anschließend die Samenkörner aus dem Öl fischen.
Duftmischung mit dem Annattoöl verdünnen.
Tonerde mit etwas Wasser anrühren.
Annatto-Duftmischung in den dünnflüssigen Seifenleim rühren.
Etwa die Hälfte des Seifenleims in eine Schüssel gießen, mit der Tonerde gut verrühren und in den Topf zurück gießen. Mit dem Kochlöffel ein Kreuz durch den Seifenleim ziehen und sofort in die Blockform füllen. Form mit Folie abdecken und isolieren.
Arbeiten Sie zügig, denn der Seifenleim dickt sehr schnell an, sobald die Duftmischung untergerührt ist. Nelkenblüte zählt zu den

problematischen ätherischen Ölen, die den Seifenleim schnell andicken lassen.
Seife, sobald sie fest ist (frühestens jedoch nach 24 Stunden), aus der Form nehmen und in Stücke schneiden.
Mindestens 4 bis 6 Wochen trocknen lassen.

WINTERZAUBER

zusätzlich zum Basisrezept:
1 Msp. Farbpigment Fichtennadelgrün
1 TL. Titandioxid
Ätherische Öle:
7 g Fichtennadel
3 g Eukalyptus
3 g Lemongras
7 g Lavandin
7 g Zeder
3 g Muskatellersalbei

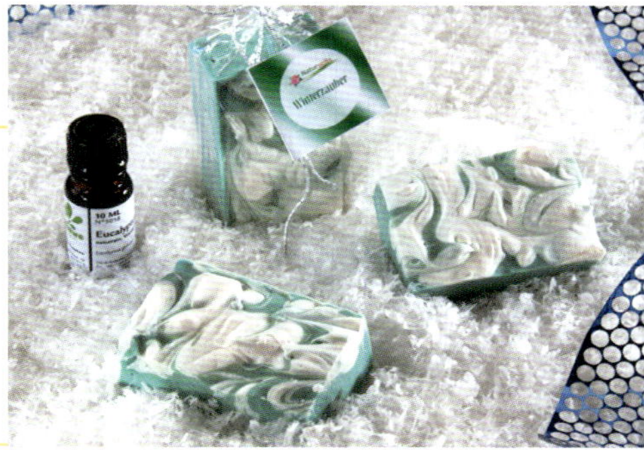

Ätherische Öle mit etwas Öl (von der Gesamtmenge abnehmen) verdünnen. Grünes Pigment in etwas Wasser lösen.
Titandioxid mit etwas Wasser gründlich verrühren.
Duftmischung in den angedickten Seifenleim rühren. Davon etwa ¼ in eine Schüssel gießen und mit Titandioxid Weiß färben.
Den restlichen Seifenleim mit der grünen Farbe mischen und in die Dividor-Form füllen. Den weißen Seifenleim linienförmig darüber verteilen. Nun mit einem Holzstäbchen an der Oberfläche diagonale Linien ziehen.
Die Trennstege einsetzen, die Form mit Folie abdecken und nur leicht isolieren. Sollten Sie keine Dividor-Form zur Hand haben, können Sie die Seife auch in eine Blockform füllen und als Schichtseife herstellen. Ein besonderes Highlight wäre in diesem Fall, etwas Silberglitter zwischen die Schichten zu streuen.
Seife, sobald sie fest ist (frühestens jedoch nach 24 Stunden), die Trennstege mit einer Zange entfernen und die Seifenstücke behutsam herauslösen. Mindestens 4 bis 6 Wochen trocknen lassen.

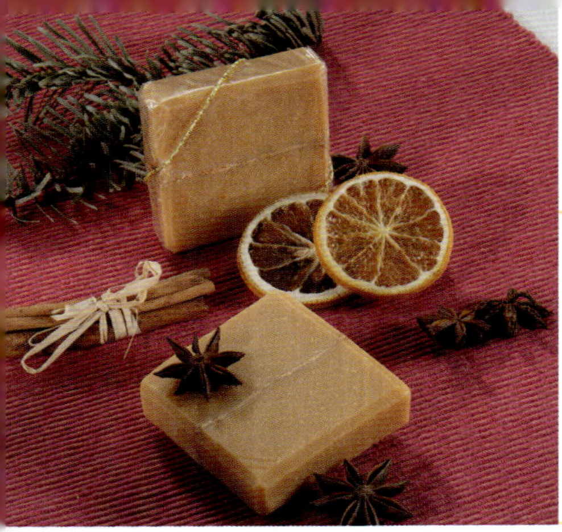

WEIHNACHTSSTERN

zusätzlich zum Basisrezept:
20 g Honig
1 TL Annattosamen
1 Msp. Farbpigment Blütenorange
1–2 TL Goldpuder

Ätherische Öle:
10 g Orange
10 g Mandarine rot
5 g Koriandersamen
10 g Geranium
3 g Vanille (Parfümöl)
4 g Zimtrinde

Etwa 2 Wochen vor dem Siedetag Annattosamen in 100 g Sonnenblumenöl einlegen.
Am Siedetag Annattokörner aus dem Öl fischen und die Duftmischung mit dem Öl verdünnen. Honig mit etwas Wasser verdünnen. Farbpigment in etwas Wasser lösen.
Der Reihe nach Annatto-Duftmischung, Farbe und Honig in den Seifenleim einrühren. Mit dem Stabmixer weiterrühren, bis der Seifenleim dick ist und »zeichnet«.
Etwa die Hälfte des Seifenleims in eine Blockform füllen und glatt streichen. Dann das Goldpuder in einer dünnen Schicht gleichmäßig darüber verteilen. Am besten Sie lassen es durch ein feinmaschiges Sieb rieseln. Nehmen Sie nicht zu viel Goldpuder, damit die Seifenstücke später nicht auseinander brechen.
Nun den restlichen Seifenleim vorsichtig darüber verteilen.
Form mit Folie abdecken und isolieren.
Seife, sobald sie fest ist (frühestens jedoch nach 24 Stunden), aus der Form nehmen und in Stücke schneiden.
Mindestens 4 bis 8 Wochen trocknen lassen.

Tipps für eigene Rezeptideen

Ein einfaches Grundrezept sollte aus ca. 40 bis 60 % festen Fetten und 40 bis 60 % flüssigen Ölen bestehen. Wenn Sie kostengünstige Seife sieden wollen, verwenden Sie bevorzugt preiswerte aber gute Öle aus dem Supermarkt. Der Anteil der festen Fette sollte zu ca. 30 % Fette mit hohem Gehalt an Laurin- und/oder Myristinsäure beinhalten.

Beispiel:
30 % Kokosöl – Schaum fördernd, härtend, reinigend
20 % Palmöl – Schaum stabilisierend und härtend
15 % Sesamöl – besonders pflegend, Schaum stabilisierend
25 % Sojaöl – preiswert, pflegend, Schaum stabilisierend
10 % Distelöl – preiswert und pflegend
Aber: keine Regel ohne Ausnahme. Sehen Sie dies als Orientierungshilfe. Es bleibt sehr viel Spielraum für eigene Ideen.

Als besonders Schaum fördernde Zutaten gelten Seide, Zucker, Honig und alle zuckerhaltigen Additive. Weiterhin Sahne, isolierte Stearinsäure, Rizinusöl und Sahnequark.

Nicht nur Fette mit gesättigten Fettsäuren erzeugen feste Seife, auch Salz, z. B. Meersalz macht die Seife schön hart. Lösen Sie ca. 1 TL pro 1000 g Fett in der Laugenflüssigkeit auf. Die Salzzugabe ist immer dann sinnvoll, wenn der Anteil flüssiger Öle höher ist als der Anteil fester Fette oder wenn Rizinusöl höher als üblich dosiert wird.

Pflanzenölseifen sind meist gelblich oder beigefarben. Nicht immer hat dabei ein färbendes Parfümöl oder ein Kräuteraufguss seine Hand im Spiel. Die produkttypische Farbe der Öle findet sich auch in der Seife wieder, wenn auch nur in abgeschwächter Form. Kalt gepresste Öle, wie z. B. das dunkelgrüne Avocadoöl, färben auch die Seife entsprechend. Hellere Seifen erhält man durch die Verwendung von ausschließlich raffinierten Ölen. Einige Pflanzenöle erzeugen fast weiße Seifenstücke. Dazu zählen

Sheabutter, Rizinusöl, Kokosöl, raffiniertes Babassuöl, Reiskeimöl, Mandelöl, Palmkernöl, raffiniertes Palmöl, Mangobutter, Sonnenblumenöl, Distelöl und Sesamöl.

Ätherische Öle duften in der Seife eher dezent und halten meist auch nicht so lange wie Parfümöle. Deshalb brauchen vor allem Zitrusnoten gute Fixateure. Zum Fixieren werden kräftige Basisnoten, wie z.B. Patschouli, Sandelholz, Amyris, Zeder oder Tonkabohne verwendet. Zitronig duftende Gräser sind intensiver und halten besser als Zitronenöl, das aus den Fruchtschalen gepresst wurde. Eine Zitronenseife duftet länger nach Zitrone, wenn Sie sie z.B. mit Lemongras oder Citronelle kombinieren.

Auch »beschwipste« Seifen können sie herstellen. Gerade zu Weihnachten ist die Rotwein- oder Glühweinseife sehr beliebt. Der Alkohol muss aber vorher aus dem Getränk entfernt werden. Kochen Sie Wein oder Bier ca. 10 Minuten ab, lassen Sie es abkühlen und verwenden Sie es in Würfel gefroren als Laugenflüssigkeit.

Seifenreste: Das kann man alles daraus machen!

Beim Schneiden der Seife fallen immer wieder kleine Abschnitte an, die man eigentlich nicht wegwerfen möchte. Auch die kleinen Reste vom Handwaschbecken oder der Dusche sind zu schade für den Müll. Sammeln Sie diese Reste und machen Sie was Neues daraus – wie z.B. Cremeseife, die Sie zum Duschen oder Händewaschen verwenden können. Oder kleine Duftkugeln für den Kleiderschrank, die Gästetoilette oder die Abstellkammer. Auch zum Verschenken eignen sich diese Kleinigkeiten hervorragend.

CREMESEIFE

20 g Seifenraspel
½ TL Magnesiumstearat
50 g destilliertes Wasser
30 g Pflanzenöl nach Wahl
20 bis 25 Tropfen Duft nach Wahl
1 bis 2 Tropfen Lebensmittelfarbe (optional)
24 Tropfen Euxyl PE 9010 (Konservierungsmittel)

Magnesiumstearat mit den Seifenraspeln mischen.
Wasser aufkochen und über die Seifenraspel gießen.
Etwa 5 bis 15 Minuten einweichen. Je härter und trockener die Seife ist, desto länger muss sie eingeweicht werden.
Öl und eventuell Farbe zugeben.
Mit dem Stabmixer ca. 30 Sekunden rühren, bis eine homogene Masse entstanden ist.
Auf ca. 30 °C abkühlen lassen, dann Duft und Konservierungsstoff untermischen.
Glas mit Folie abdecken und für ca. 2 bis 3 Stunden in den Kühlschrank stellen. Die Masse wird fester.
Nun mit dem elektrischen Handrührgerät und einem Rührquirl die Masse cremig rühren. Sie sollte die Konsistenz von geschlagener Sahne haben.
Cremeseife in Kunststoffdosen füllen.
Sie können die Cremeseife mit Seesand, Jojobaperlen oder Mandelkern-Olivenstein-Granulat ergänzen und als Peeling verwenden.
Auf Zutaten wie gemahlene Mandeln oder Hafer verzichten Sie lieber, denn diese schimmeln sehr schnell.
Verwenden Sie für die Cremeseife nur Euxyl PE 9010 zum Konservieren. Da der pH-Wert der Cremeseife über 5,5 liegt, wirken andere Konservierungsstoffe nicht. Wenn Sie die Cremeseife jedoch innerhalb von 2 bis 3 Wochen aufbrauchen, können Sie auch auf die Konservierung verzichten.

DUFTKUGELN

200 g Seifenraspel	Ätherische Öle:
1 bis 2 EL destilliertes Wasser	Mischung I: 20 Tropfen Lavandin, 20 Tropfen Lemongras, 10 Tropfen Gewürznelke, 40 Tropfen Bergamotte
getrocknete Lavendelblüten	Mischung II: 40 Tropfen Zitrone, 20 Tropfen Citronella, 10 Tropfen Petitgrain, 20 Tropfen Lavendel
Organzabeutel oder Tüll	
4 bis 6 g Duft nach Wahl	

Seifenraspel in eine Schüssel geben, mit dem Wasser beträufeln und ins heiße Wasserbad stellen. Bei milder Hitze langsam schmelzen lassen. Geben Sie bei Bedarf vorsichtig noch etwas Wasser hinzu. Wenn die Masse weich und formbar ist, mischen Sie die ätherischen Öle (Mischung I oder II) unter. Formen Sie mit nassen Händen 2 bis 3 Kugeln und wälzen Sie diese in den Lavendelblüten. Drücken Sie die Blüten gut fest. Lassen Sie die Kugeln einige Tage bei Raumtemperatur trocknen. Wenn Sie wieder fest sind, stecken Sie die Kugeln in Organzasäckchen oder hüllen Sie in Tüll. Nun können Sie die Säckchen in den Kleiderschrank oder in der Gästetoilette aufhängen. Wenn Sie die Seifenkugeln zum Händewaschen und Duschen verwenden möchten, reduzieren Sie die ätherischen Öle auf ca. 2 bis 3 g. Duftmischung I ist nur zur Raumbeduftung geeignet.
Als weitere Verwertungsmöglichkeit bietet sich die Weiterverarbeitung in einer neuen Seife an. Sie können die Abschnitte in Stückchen schneiden und als »Konfetti« in den Seifenleim eindrücken oder einrühren. Wenn es größere Stücke sind, können Sie die Seife mit einem Gemüsehobel in feine Scheiben hobeln, daraus z. B. Blütenblätter formen und eine neue Seife damit verzieren.

DUFTENDE BADE KOSMETIK

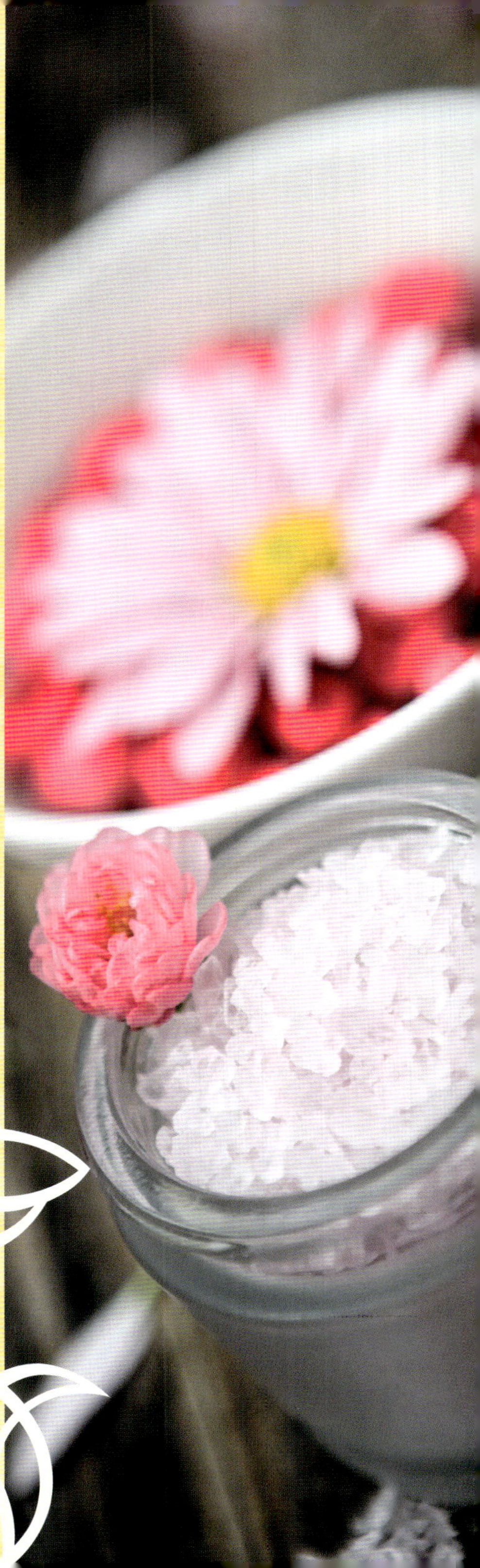

Nicht nur im Winter, sondern auch in der wärmeren Jahreszeit ist ein herrlich duftendes Bad eine gute Gelegenheit, mal auszuspannen und den Alltag für eine Weile hinter sich zu lassen. Baden macht Spaß, entspannt Körper und Seele, gibt neue Energie und verleiht der Fantasie Flügel. Von Cleopatra sagt man, sie hätte ihre Schönheit durch Baden in Eselsmilch erlangt. Ob das tatsächlich stimmt, weiß ich nicht. Aber glauben wir es mal – wenigstens ein bisschen – und tauchen wir ein in die bunte Welt natürlicher Badekosmetik. Wohlriechende Badeöle, sprudelnde Badekugeln, feinpudriges Badepulver, zart schmelzendes Badekonfekt sowie üppige Badeschäume – alles aus der eigenen Küche und mit viel Liebe zum Detail selbst gemacht.

Produktbegriffe kurz erklärt

Kaum etwas ist verwirrender, als die Vielzahl der Produktbegriffe bei Badezusätzen. Jeder nennt sie anders, dabei entstehen oft viele Missverständnisse. Deshalb erkläre ich hier kurz, was sich hinter den Bezeichnungen verbirgt und wie man die Produkte verwendet.

Badeöl

Die Basis bilden Pflanzenöle. Ein flüssiger Emulgator sorgt dafür, dass das Öl im Wasser gut verteilt wird und nicht in Form von Fettaugen auf der Oberfläche schwimmt. Badeöle werden mit ätherischen Ölen oder Parfümölen beduftet. Sie sind ganz einfach herzustellen. Auch auf Konservierungsstoffe kann man verzichten, weil sie keine wässrigen Bestandteile enthalten. Badeöle werden direkt ins Badewasser gegeben und mit den Händen kurz verteilt. Dosierung: Für ein Vollbad rechnet man mit ca. 25 bis 50 ml, das sind etwa 2 bis 4 EL.

Buttercups

Buttercups oder auch Badetörtchen genannt, ist ein Badeöl in fester Form. Für diese Törtchen benötigt man einen hohen Anteil an Pflanzenbutter, damit sie schön in Form bleiben und nicht schon im Badezimmer zerfließen. Sie sind eine Kombination aus Badekonfekt und sprudelnder Badekugel. Buttercups werden entweder mit sehr geringem Emulgatoranteil oder ganz ohne hergestellt. Sie ergeben extrem reichhaltige Ölbäder für sehr pflegebedürftige Haut. Dosierung: Für ein Vollbad reicht ein Törtchen (ca. 40 bis 50 g) völlig aus. Legen Sie das Törtchen ins einlaufende Badewasser. Bis die Wanne voll ist, hat sich auch das Törtchen aufgelöst.

Badekonfekt

Badekonfekt oder auch Badepralinen genannt, sind ganz kleine »Süßigkeiten« für die Badewanne. Die Hauptbestandteile sind Kakaobutter und Shea- oder Mangobutter. Für die Stabilität sorgt eine gute Portion Salz. Dadurch behalten sie auch im warmen Badezimmer ihre Form. Die Fettmischung wird in Pralinenförmchen aus Silikon gegossen und nach Lust und Laune mit Blüten oder Kosmetikglitter dekoriert. Dosierung: Für ein Vollbad rechnet man mit ca. 2 bis 3 Stück von je 14 g. Legen Sie die Pralinen ins einlaufende Badewasser.

Bademilch

Die Basis ist, wie der Name schon verrät – Milch. Doch wir verwenden aus Gründen der besseren Haltbarkeit keine frische Milch, sondern Milchpulver. Die Rezepte für Milchbadepulver sind sehr facettenreich. Hier ist fast alles möglich. Wer ganz schnell ein pflegendes Milchbad braucht, kann das Milchpulver auch pur verwenden. Üblicherweise werden aber meist noch Füllstoffe wie Stärke und/oder feines Meersalz zugesetzt. Wer möchte, kann die folgenden Rezepte noch mit pulverisierter Kakaobutter anreichern und ein feines Milch-Ölbad daraus machen. Zur Dekoration eignen sich getrocknete Blüten oder klein geschnittene, getrocknete Früchte. Dosieren Sie diese Beigaben sparsam, damit sie den Abfluss nicht verstopfen. Für ein Vollbad streut man ca. 4 bis 5 EL Badepulver ins Badewasser und verteilt es kurz mit den Händen.

Badesalz

Badesalz kann man aus grobem Salz aus dem Toten Meer oder aus feinem Meersalz oder auch aus rosa Steinsalz herstellen. Badesalze gibt es in vielfältigen Variationen: mit Milchpulver, mit Blüten, mit anderen Füllstoffen oder auch pur mit Duft und Farbstoffen. Ein kleines bisschen Pflanzenöl lässt die Farben strahlen und das Badesalz wertvoll schimmern. Dosierung: Für ein Vollbad rechnet man mit ca. 50 bis 100 g Badesalz. Feines Salz streut man direkt ins Badewasser. Das grobe gibt man in die Wanne und lässt dann Wasser einlaufen, denn es braucht länger, bis es sich gelöst hat.

Sprudelnde Badekugeln

Sprudelnde Badekugeln oder auch Badebomben genannt, bestehen vorwiegend aus Natriumbicarbonat und Zitronensäure. Die chemische Reaktion dieser beiden Stoffe lassen die Kugeln lustig im Wasser tanzen. Badebomben kann man mit und ohne Öle herstellen. Wer nur ein gut duftendes Bad genießen möchte und sich an dem tollen Schauspiel erfreuen will, der verwendet keine Fette. Fettfreie Kugeln sprudeln heftig aber nur kurz. Möchten Sie etwas mehr Pflege im Bad, dann greifen Sie zu den fetthaltigen Badekugeln. Sie sprudeln sanfter, dafür viel länger. Für ein Vollbad reicht eine Badekugel aus. Sie wird erst ins Wasser gelegt, wenn Sie in die Wanne steigen.

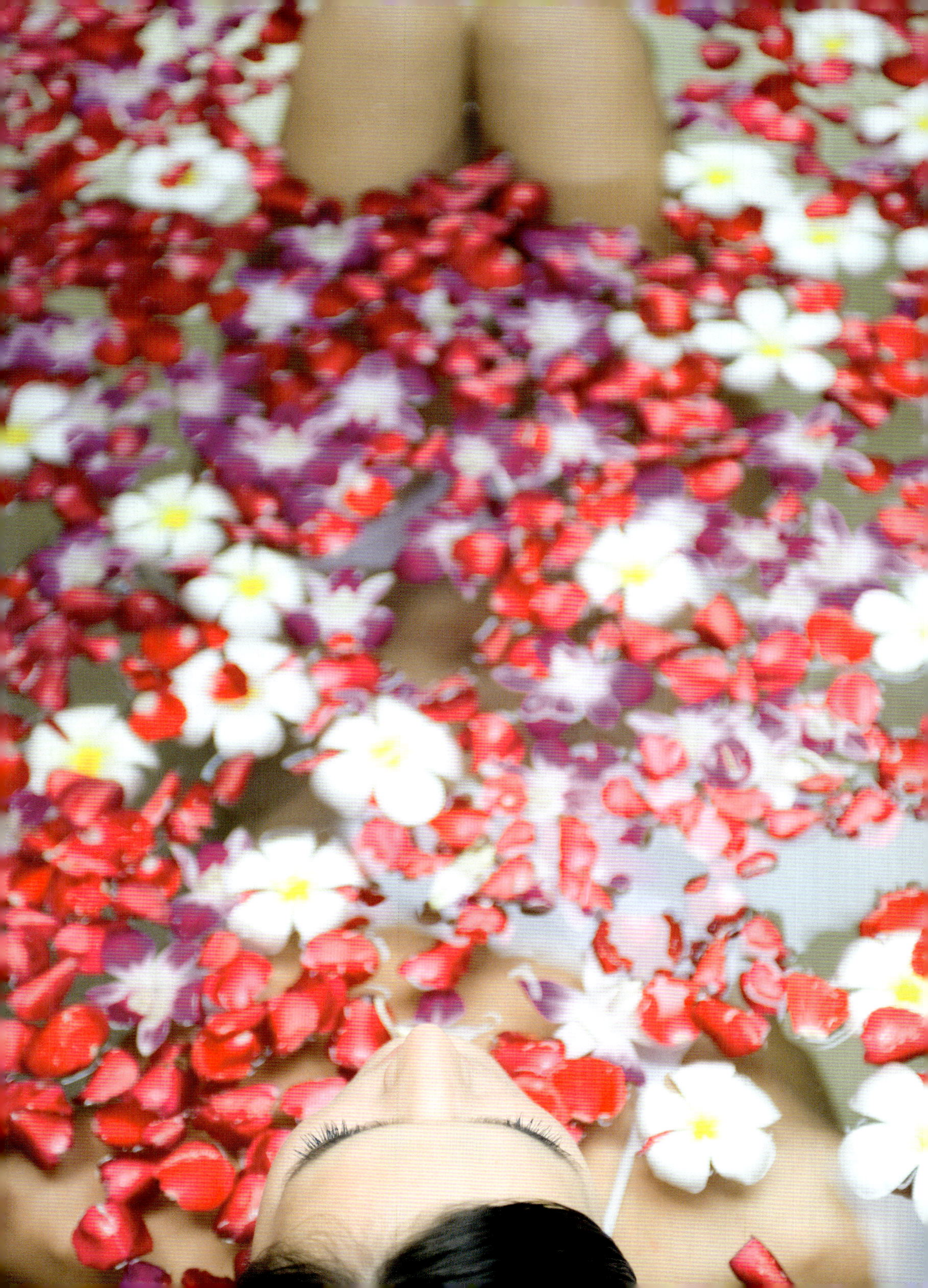

Badecreme

Badecreme ist, was die Konsistenz betrifft, tatsächlich eine Creme. Sie wird aus einem flüssigen Tensid – der Wasserphase – und einer reichlichen Portion Pflanzenöl – der Fettphase – hergestellt. Der Name ist vielleicht ein bisschen irreführend, denn die Badecreme »cremt« die Haut nicht wirklich. Die Bezeichnung »Badecreme« beschreibt also lediglich das Aussehen des Produkts. Sie eignet sich als Geschenk sehr gut, denn sie macht mehr her als ein flüssiges Schaumbad in der Flasche. Dosierung: Für ein Vollbad gibt man ca. 3 bis 4 EL ins einlaufende Badewasser.

Badesorbet

Das klingt wie halbgefrorenes Eis. Nun, gefroren ist es nicht, aber die Optik ist nicht sehr weit davon entfernt. Die Realisierung von Badesorbet ist nur aufgrund eines bestimmten Tensids möglich: dem Pulvertensid Lathanol LAL (SLSA). Die Eigenschaften von Lathanol LAL lassen aus einer halbflüssigen Masse ein Buttercreme ähnliches Produkt entstehen, das löffelweise ins einlaufende Badewasser gegeben wird und die tollsten Schaumberge produziert. Übrigens: Badesorbet kann man auch prima zum Duschen verwenden.

Die meisten Badeprodukte sind im Handumdrehen gemixt. Sie brauchen dazu nur ein paar Schüsseln, Löffel und Kochlöffel aus Ihrem Küchenschrank und schon können Sie loslegen. Die Digitalwaage »leihen« Sie sich aus Ihrer Seifenküche, Silikonförmchen bekommen Sie in jedem Kaufhaus oder der Haushaltswarenabteilung eines gut sortierten Supermarktes. Gläser und Flaschen zum Abfüllen der Produkte haben Sie entweder schon zu Hause oder Sie finden sie ebenfalls im Kaufhaus.
Wenn Sie Pflanzenöle kaufen, greifen Sie zu den preiswerteren raffinierten Ölen. Die teuren kalt gepressten sind dafür viel zu schade. Reservieren Sie diese lieber für Ihre Cremes und Bodylotionen. Ich verwende gerne Soja-, Mandel- oder Reiskeimöl für Badezusätze. Wenn Sie mit Farben spielen möchten, wählen Sie bevorzugt sehr helle Öle um schöne Farbergebnisse zu erhalten.

REZEPTE FÜR BUNTE BADE KOSMETIK

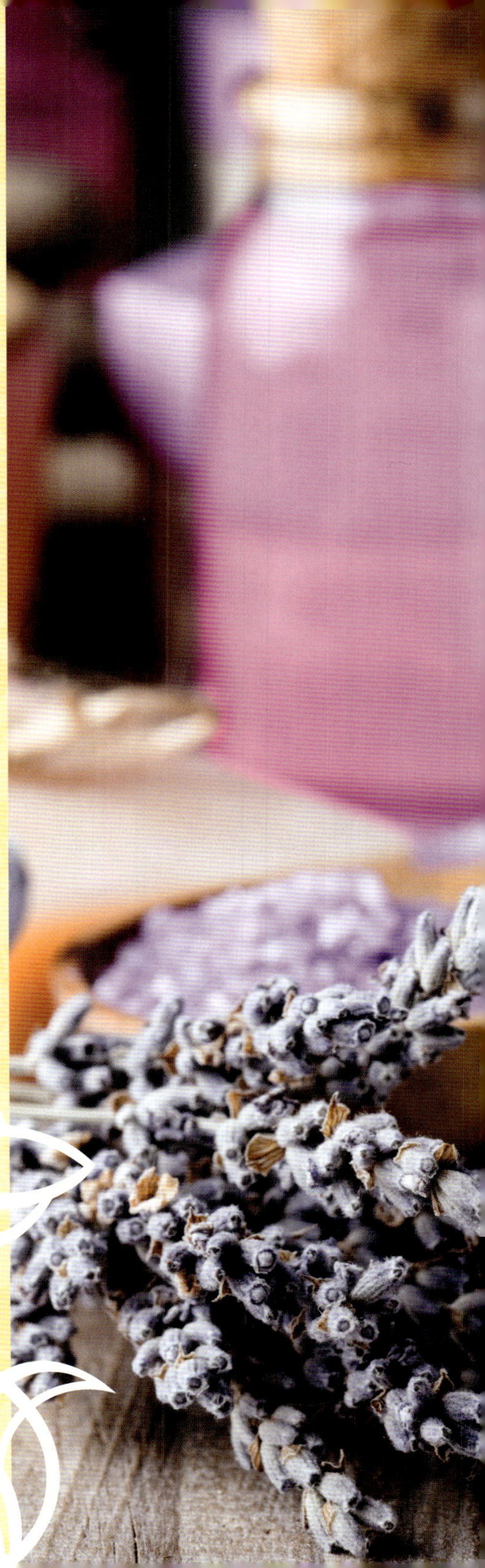

Duftende Badeöle

BADEÖL BASIS I

88 g Pflanzenöl nach Wahl
10 g Fluidlecithin Super oder Mulsifan

Basismischung für 98 g Badeöl. Diese einfache Basismischung ist für jede Haut geeignet. Sie ergibt ein sanft pflegendes Ölbad. Die Herstellung ist sehr einfach. Mischen Sie ein Pflanzenöl Ihrer Wahl mit dem Emulgator und verrühren Sie die Mischung mit einem Spatel oder Löffel.
Tipp: Fluidlecithin Super setzt sich nach einiger Zeit am Boden ab. Dies ist kein Qualitätsverlust. Schütteln Sie das Badeöl vor Gebrauch kurz auf. Mulsifan hingegen bleibt relativ lange stabil, ist jedoch ein synthetisches Produkt.

BADEÖL BASIS II

88 g Pflanzenöl nach Wahl
5 g Lanolin
5 g Fluidlecithin Super

Lanolin, Fluidlecithin Super und Öl in einem Glas mischen und sanft schmelzen, abkühlen lassen und ätherische Öle untermischen.
Das Rezept ergibt 98 g reichhaltig pflegende Basismischung. Sie macht die Haut samtig weich und glatt. Ein Eincremen ist in den meisten Fällen nicht nötig.

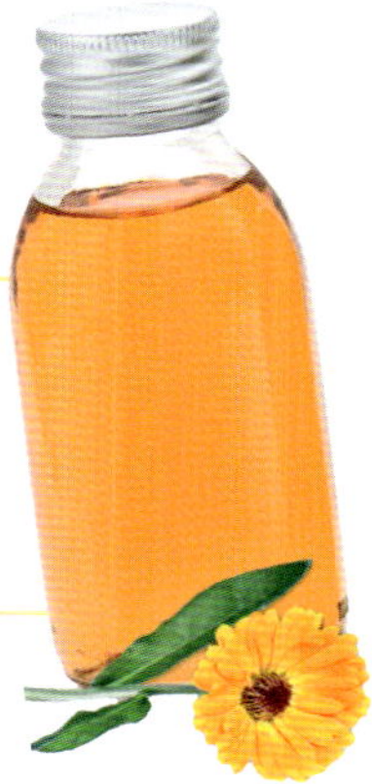

BADEÖL »ORIENTAL«

98 g Basis I oder II
Ätherische Öle:
10 Tropfen Mandarine rot
5 Tropfen Ylang-Ylang
12 Tropfen Rosengeranium
5 Tropfen Koriandersamen
5 Tropfen Weihrauch

BADEÖL »BIENE MAJA«

98 g Basis I oder II
Ätherische Öle:
16 Tropfen Orange
8 Tropfen Marokkanische Kamille
12 Tropfen Honigessenz
4 Tropfen Immortelle

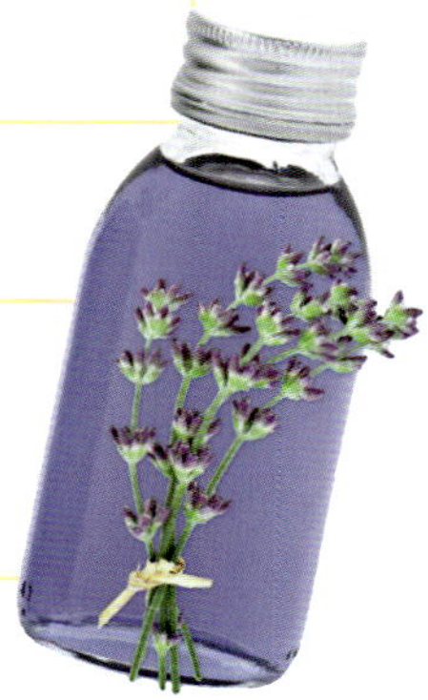

BADEÖL »BLAUE STUNDE«

98 g Basis I oder II
Ätherische Öle:
15 Tropfen Lavendel fein
15 Tropfen Mandarine rot
5 Tropfen Melisse
5 Tropfen Sandelholz

BADEÖL »SONNIGER TAG«

98 g Basis I oder II
Ätherische Öle:
8 Tropfen Orange
13 Tropfen Limette
12 Tropfen Rosengeranium
4 Tropfen Benzoe

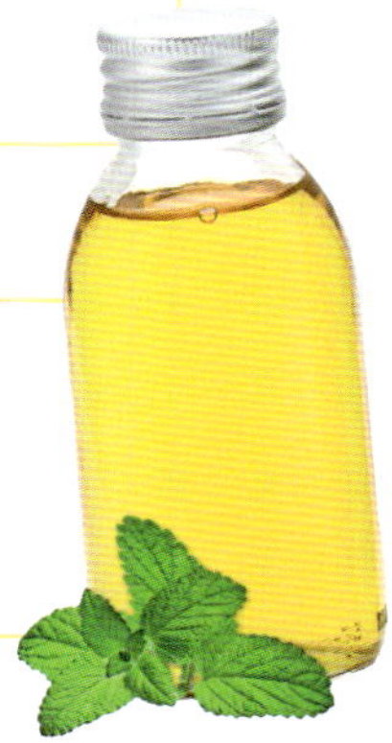

BADEÖL »HOLIDAY FEELING«

98 g Basis I oder II
Ätherische Öle:
15 Tropfen Limette
5 Tropfen Koriandersamen
5 Tropfen Vanille
10 Tropfen Rosenholz
5 Tropfen Ylang-Ylang

BADEÖL »MIDNIGHT LADY«

98 g Basis I oder II
Ätherische Öle:
13 Tropfen Litsea cubeba
7 Tropfen Wacholderbeere
6 Tropfen Cistrose
13 Tropfen Atlaszeder

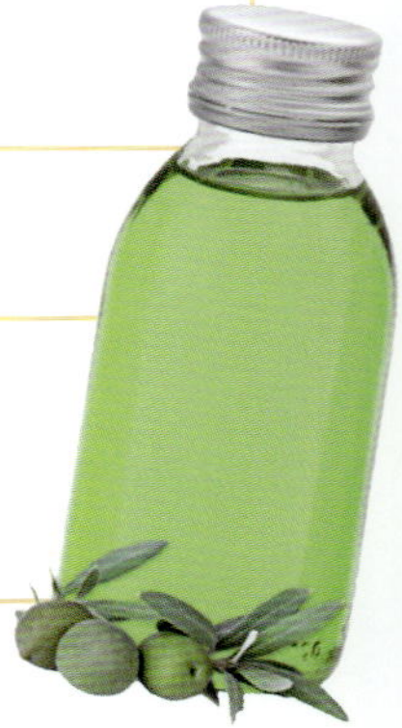

BADEÖL »ANDALUSIA«

98 g Basis I oder II
Ätherische Öle:
15 Tropfen Orange
10 Tropfen Muskatellersalbei
10 Tropfen Petitgrain
5 Tropfen Cistrose

BADEÖL »TOSCANA«

98 g Basis I oder II
Ätherische Öle:
6 Tropfen Basilikum
18 Tropfen Bergamotte
14 Tropfen Rosengeranium
4 Tropfen Zypresse

BADEÖL »KUSCHELBAD«

98 g Basis I oder II
Ätherische Öle:
10 Tropfen Orange
15 Tropfen Magnolienblüte
5 Tropfen Vanille
10 Tropfen Petitgrain

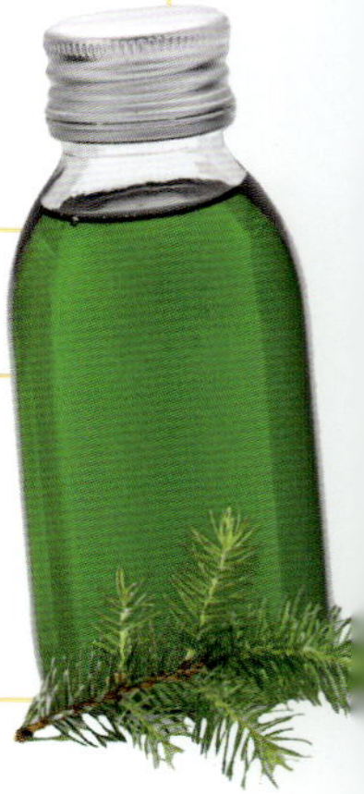

BADEÖL »WILDER OZEAN«

98 g Basis I oder II
Ätherische Öle:
5 Tropfen Algenessenz
10 Tropfen Grüne Myrte
10 Tropfen Litsea cubeba
5 Tropfen Atlaszeder
10 Tropfen Speiklavendel

BADEÖL »INDISCHES FEUER«

98 g Basis I oder II
Ätherische Öle:
5 Tropfen Jasmin
10 Tropfen Sandelholz
5 Tropfen Patschouli
5 Tropfen Kardamom
15 Tropfen Orange

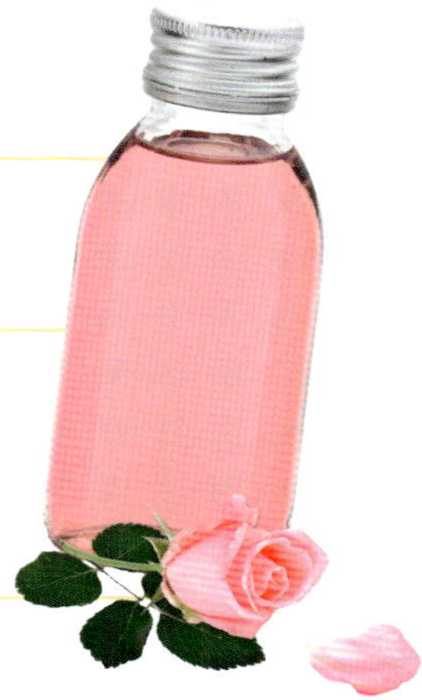

BADEÖL »ENGELSKUSS«

98 g Basis I oder II
Ätherische Öle:
13 Tropfen Bergamotte
8 Tropfen Neroli
4 Tropfen Vanille
4 Tropfen Sandelholz
9 Tropfen Petitgrain

BADEGEL »SHIMMY-SHIMMY«

170 g helles Pflanzenöl (z. B. Mandel-, Aprikosenkern- oder Sonnenblumenöl)
6 g Ceralan
20 g Fluidlecithin Super
1 bis 2 Msp. Kosmetikpigment
Goldpulver
Ätherische Öle:
32 Tropfen Grapefruit
24 Tropfen Palmarosa
16 Tropfen Benzoe

Öl, Ceralan und Fluidlecithin Super im Wasserbad schmelzen, Pigmente einrühren, auf ca. 30 °C abkühlen lassen. Anschließend ätherische Öle untermischen und in eine schöne Glasflasche füllen. Tipps: Verwenden Sie für Badezusätze keine Eisenoxid-Pigmente. Sie sind weder wasser- noch öllöslich, färben die Haut und hinterlassen in der Wanne hässliche Schlieren. Goldpulver ist zwar auch nicht wasserlöslich, färbt aber nicht ab. Es verleiht dem Badegel einen geheimnisvollen Glanz. Alternativ können Sie auch Interferenzpigmente verwenden. Sie sind in trockenem Zustand weiß und schimmern erst, wenn sie feucht werden. Das Badegel erhält mit Interferenzpigmenten einen zarten Perlmuttschimmer.

BADEÖL »CRYSTAL & CREAMY«

14 g Mandelöl
40 g Neutralöl
34 g Dermofeel G10LW
72 Tropfen Duftstoffe (ätherische Öle oder Parfümöl) nach Wahl
10 g Weingeist
60 g Plantapon SF
20 g Kokosbetain
32 g destilliertes Wasser
40 Tropfen Milchsäure
40 Tropfen Euxyl PE9010
8 Tropfen flüssige Lebensmittelfarbe

Mandel- und Neutralöl in einem Glas mischen. In einem zweiten Glas Dermofeel G10LW mit den Duftstoffen gut verrühren, Weingeist zufügen und gründlich vermischen, bis die Lösung klar ist. Plantapon SF, Kokosbetain und Wasser zufügen. Alles gut verrühren. Nun die Tensidmischung unter Rühren mit einem Spatel oder Löffel zur Ölmischung gießen. Milchsäure hinzugeben und gut verrühren. Messen Sie den pH-Wert mit einem pH-Teststreifen. Er sollte zwischen 6 und 6,5 betragen. Tropfen Sie nun das Konservierungsmittel dazu und rühren Sie nochmals gut um. Zum Schluss die Farbe untermischen und das Badeöl in eine schöne Flasche füllen. Die Raffinesse dieses Badeöls zeigt sich erst nach einigen Stunden. Im oberen Teil der Flasche bildet sich nach und nach eine helle Creme, im unteren Teil entsteht eine kristallklare Phase. Bevor Sie das Badeöl ins Wasser geben, schütteln Sie die Flasche kurz. Die beiden Phasen vermischen sich wieder. Nach einigen Stunden beginnt das Schauspiel von vorne.
Vielleicht kennen Sie von meiner Internetseite einen ähnlichen Badezusatz. Die hier vorgestellte Variante ist eine Weiterentwicklung meiner ursprünglichen Rezeptur des zweifarbigen Badeöls »Duo Magic«. Beide Varianten haben ihren ganz besonderen Reiz.

Stück für Stück ein Genuss – feste Badeöle

BUTTERCUPS »BUTTERFLY«

132 g Natriumbicarbonat
12 g Magermilchpulver
24 g Maisstärke
66 g Zitronensäure Gries
30 g Kakaobutter
30 g duftendes Kokosöl

Ätherische Öle:
42 Tropfen Orange
12 Tropfen Vanille
28 Tropfen Kakaoextrakt
14 Tropfen Honigessenz
evtl. etwas Kakaopulver und/oder Kokosraspel zum Dekorieren

Alle Pulver in einer Schüssel mischen. Kakaobutter und Kokosöl sanft im Wasserbad schmelzen und abkühlen lassen. Ätherische Öle dazu tropfen und unterrühren. Die Fettmischung langsam mit der Pulvermischung verkneten. Eine Muffin-Kuchenform mit Papierförmchen auslegen und die Masse in die Förmchen geben, festdrücken und an der Oberfläche glatt streichen, dekorieren. Die Buttercups mit einem sauberen Handtuch abdecken und für 3 bis 4 Tage an einem kühlen Ort aushärten lassen. Die Törtchen aus der Form heben (die Papiermanschetten dabei nicht entfernen) und in Zellophantüten verpacken.

BUTTERCUPS »SÜDSEEZAUBER«

132 g Natriumbicarbonat
12 g Magermilchpulver
24 g Maisstärke
66 g Zitronensäure Gries

60 g Monoi Tiaré-Öl
optional getrocknete Jasminblüten zur Dekoration

Alle Pulver in einer Schüssel mischen. Monoi Tiaré-Öl sanft im Wasserbad schmelzen und abkühlen lassen. Das Öl langsam mit der Pulvermischung verkneten. Eine Muffin-Kuchenform mit Papierförmchen auslegen und die Masse in die Förmchen geben, festdrücken und an der Oberfläche glatt streichen, dekorieren. Die Buttercups mit einem sauberen Handtuch abdecken und für 3 bis 4 Tage an einem kühlen Ort aushärten lassen. Die Törtchen aus der Form heben (die Papiermanschette nicht entfernen) und in Zellophantüten verpacken.

TIPP: Mit ein paar Tropfen Lebensmittelfarbe können Sie die Törtchen farblich gestalten. Lassen Sie Ihrer Fantasie freien Lauf und dekorieren Sie nach Lust und Laune. Hübsch verziert und verpackt eignen sich die Buttercups wunderbar als kleines Geschenk oder als Beigabe in einem Wellnesskörbchen.

BADEKONFEKT »BLUE VELVET«

105 g feines Meersalz
21 g Maisstärke
21 g raffinierte Sheabutter
38 g Kakaobutter
21 g Lysolecithin

Ätherische Öle:
26 Tropfen Lavendel fein
39 Tropfen Mandarine rot
13 Tropfen Amyris

Meersalz und Stärke in einer Schüssel mischen. Shea- und Kakaobutter sanft im Wasserbad schmelzen, Lysolecithin unterrühren und abkühlen lassen. Ätherische Öle dazu tropfen und diese Fettmischung langsam zur Pulvermischung gießen, dabei mit einem Kochlöffel gut verrühren. In Pralinenförmchen einige Lavendelblüten streuen und die Masse darübergießen. Die Form für 1 bis 2 Stunden in den Tiefkühlschrank stellen. Anschließend die Badepralinen herausdrücken und in kleine Papierförmchen setzen. An einem kühlen Ort 3 bis 4 Tage aushärten lassen.
Das Rezept ergibt ca. 15 Pralinen zu je 14 g. Für ein Vollbad nehmen Sie etwa 1 bis 3 Stück. Legen Sie die Pralinen ins einlaufende Badewasser. Bis die Wanne voll ist, sind die Pralinen geschmolzen und Sie können ein pflegendes Ölbad genießen.

BADEKONFEKT »ROSE GARDEN«

106 g rosa Steinsalz
15 g Maisstärke
5 g rosa Tonerde
38 g Kakaobutter
22 g raffinierte Sheabutter
20 g Fluidlecithin Super

Ätherische Öle:
30 Tropfen Rosengeranium
14 Tropfen Rosenholz
35 Tropfen Bergamotte
einige getrocknete Rosenblütenblätter

Steinsalz, Tonerde und Stärke in einer Schüssel mischen. Shea- und Kakaobutter sanft im Wasserbad schmelzen, Fluidlecithin Super unterrühren und abkühlen lassen. Ätherische Öle eintröpfeln und diese Fettmischung langsam zur Pulvermischung gießen, dabei mit einem Kochlöffel gut verrühren. In Pralinenförmchen einige Rosenblütenblätter streuen und die Masse darübergießen. Die Form für 1 bis 2 Stunden in den Tiefkühlschrank stellen. Anschließend die Badepralinen herausdrücken und in kleine Papierförmchen setzen. An einem kühlen Ort 3 bis 4 Tage aushärten lassen.
Das Rezept ergibt ca. 15 Pralinen zu je 14 g.

TIPP: Fantasievoll verpackt eignet sich Badekonfekt wunderbar als Geschenk. Die kleinen Pralinen können jedoch leicht mit essbarem Konfekt verwechselt werden. Vermerken Sie daher gut sichtbar »Nicht zum Verzehr geeignet« auf dem Etikett.

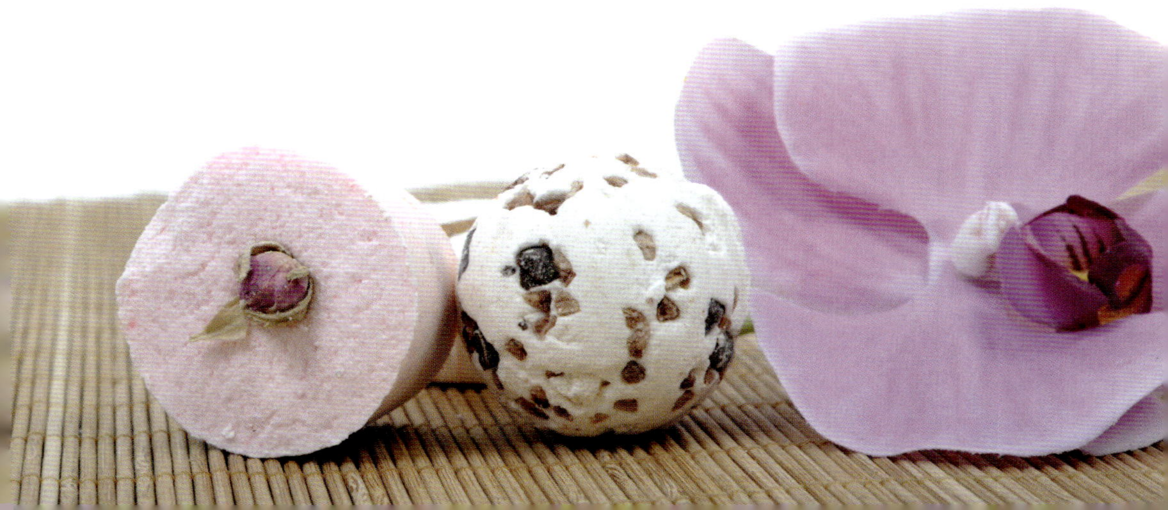

Baden mit Milch und Salz

BADEMILCH »KÖNIGIN DER NACHT«

80 g rosa Steinsalz
90 g Ziegenmilchpulver
5 g rosa Tonerde
20 g Maisstärke

Ätherische Öle:
20 Tropfen Ylang-Ylang
40 Tropfen Orange
5 Tropfen Vetiver

Salz mit den ätherischen Ölen gut vermischen und nach und nach die restlichen Pulver unterrühren.

TIPP: Das Steinsalz und die Tonerde verleihen der Bademilch einen zart rosa Farbton. Möchten Sie andere Farben verwenden, tauschen Sie das rosa Steinsalz gegen feines Meersalz oder normales Kochsalz und die rosa Tonerde gegen weiße. Das würzig duftende Ziegenmilchpulver verbindet sich ausgezeichnet mit der Duftmischung. Sie können jedoch jedes andere Milchpulver Ihrer Wahl verwenden.

BADEMILCH »SÜSSE HONIGMILCH«

65 g feines Meersalz
95 g Magermilchpulver
3 g gelbe Tonerde
20 g Maisstärke
3 g Kieselsäure

30 g Honigpulver
Ätherische Öle
8 Tropfen Vanille
8 Tropfen Honigessenz
24 Tropfen Rosengeranium

Salz mit den ätherischen Ölen gut vermischen und nach und nach die restlichen Pulver unterrühren.

TIPP: Wenn Sie selbst gemachtes Honigpulver verwenden, können Sie auf die Stärke verzichten.

BADESALZ »REGENBOGEN«

200 g grobes Meersalz
6 g Mandelöl
je 3 Tropfen Lebensmittelfarbe Gelb, Rot, Grün und Blau

Ätherische Öle:
30 Tropfen Zitrone
20 Tropfen Lavendel fein
10 Tropfen Rosengeranium
20 Tropfen Grüne Myrte

Salz mit dem Öl und den ätherischen Ölen gut vermischen und in 4 Teile aufteilen. Jeden Teil mit einer anderen Farbe einfärben und schichtweise in ein Glas füllen.

Lustige Sprudelbäder

PFLEGENDE BADEKUGELN

340 g Natriumbicarbonat
170 g Zitronensäure Gries
90 g Maisstärke
54 g Kakaobutter
14 g Fluidlecithin Super
12 g ätherische Öle oder Parfümöle nach Wahl
28 Tropfen flüssige Lebensmittelfarbe nach Wahl
dekorative Zutaten, wie z. B. getrocknete Blüten und Früchte, Zuckerperlen, Kosmetikglitter usw.

Das Rezept ergibt ca. 6 Badekugeln zu je 100 g.

Kakaobutter im Wasserbad sanft schmelzen und wieder abkühlen lassen. Fluidlecithin Super, Duft und Lebensmittelfarbe zugeben und gut verrühren. In einer Schüssel alle Pulver gut miteinander mischen. Das flüssige Fett nun in ganz kleinen Portionen zur Pulvermischung geben und schnell verkneten. Das geht am besten mit der Hand. Tragen Sie Einweghandschuhe! Die fertige Masse sollte die Konsistenz von feuchtem Sandkastensand haben, dann ist sie

genau richtig. Nun formen Sie aus der Masse Kugeln. Sie können dazu Acrylkugeln aus dem Bastelgeschäft oder eine Badebombenzange (Meatballmaker) verwenden.
Füllen Sie die Kugelhälften mit der Masse und drücken Sie diese leicht an. Damit die Kugeln beim Lösen der Form nicht auseinanderfallen, geben Sie auf jede Hälfte noch etwas von der Masse locker oben drauf. Dann fügen Sie die beiden Hälften zusammen und drücken diese gefühlvoll und dennoch kräftig zusammen. Nun lösen Sie vorsichtig die obere Hälfte der Form, drehen die Kugel um und lösen die untere Hälfte. Legen Sie die Kugeln in eine mit einem Handtuch ausgelegte Dose, decken Sie die Kugeln mit einem Handtuch zu und lassen Sie sie 3 bis 4 Tage an einem kühlen, trockenen Ort vollständig aushärten. Nun können Sie die Kugeln in Zellophantüten verpacken.

BADEKUGELN OHNE ÖL

352 g Natriumbicarbonat
176 g Zitronensäure Gries
30 g Bittersalz (Natriumsulfat)
30 g Tonerde
11 g ätherische Öle oder Parfümöle nach Wahl
24 Tropfen flüssige Lebensmittelfarbe nach Wahl
dekorative Zutaten, wie z. B. getrocknete Blüten und Früchte, Zuckerperlen, Kosmetikglitter usw.

Das Rezept ergibt ca. 6 Badekugeln zu je 100 g.

Natriumbicarbonat mit der Lebensmittelfarbe gut vermischen. Restliche Pulver zugeben und verrühren. Die ätherischen Öle in einem Glas mischen und schnell mit Pulver verkneten. Das geht am besten mit der Hand. Tragen Sie Einweghandschuhe! Aus der Masse Kugeln formen (siehe Rezept für pflegende Badekugeln auf S. 149 f.).

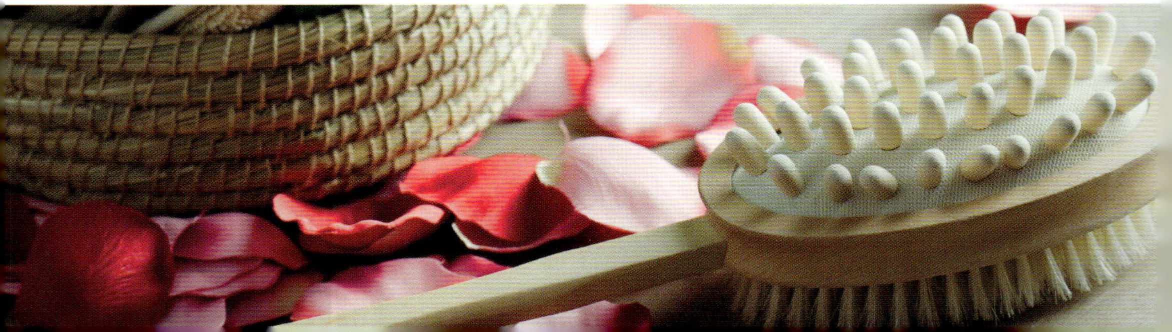

Üppige Schaumbäder

BADECREME »DIVA«

100 g Cocos Glucosid
20 g Glycerin
56 g Sojaöl
20 g Fluidlecithin Super
4 bis 6 Tropfen Lebensmittel- oder Kosmetikfarbe
2 bis 4 g Parfümöl, z. B. Aphrodite oder Lotusblüte

Cocos Glucosid in ein Becherglas o. Ä. geben, mit Glycerin und Farbstoff vorsichtig mischen. In einem hohen Gefäß (z. B. einem Messbecher) Öl, Lecithin und Duft mischen. Nun das Tensidgemisch unter Rühren mit einem Kochlöffel in kleinen Portionen zur Ölmischung gießen. Jede Portion gut vermischen, bevor die nächste zugegeben wird. Anschließend die Masse mit dem elektrischen Handrührgerät (1 Quirl) cremig rühren. Füllen Sie die Badecreme in ein schönes Schraubglas mit weiter Öffnung. Auf Konservierungsstoffe können Sie verzichten, denn die Badecreme enthält kein Wasser.

BADESCHAUM »ZITRONENSORBET«

50 g Lathanol LAL (SLSA)
26 g Milchpulver
80 g destilliertes Wasser
10 g Glycerin
30 g Pflanzenöl, z. B. Soja- oder Mandelöl
3 bis 4 g Parfümöl Zitrus
8 Tropfen Milchsäure
40 Tropfen Konservierungsstoff, z. B. Euxyl K 700
8 Tropfen gelbe Lebensmittelfarbe

In einer Schüssel die beiden Pulver mischen. Glycerin und Farbe im Wasser lösen und unter sanftem Rühren mit einem Handschneebesen zur Pulvermischung gießen. Öl und Duft mischen und unter weiterem Rühren zur Tensidmischung gießen. Zum Schluss Milchsäure und Konservierungsstoff untermischen. Die Masse in ein hohes Gefäß, z. B. einen Messbecher füllen, mit Folie abdecken und für ca. 30 Minuten in den Kühlschrank stellen. Anschließend die fest gewordene Masse mit dem elektrischen Handrührgerät (2 Quirle) cremig aufschlagen, bis sich das Volumen verdoppelt hat. Die Masse nun in ein schönes Glas mit weiter Öffnung füllen und 1 bis 2 Tage ruhen lassen.

BADEPULVER »SCHAUMTRAUM«

66 g feines Meersalz
80 g Lathanol LAL (SLSA)
40 g Maisstärke
10 g Pflanzenöl, egal welches
2 bis 3 g Parfümöl nach Wahl, z. B. Moonflower
2 bis 4 Tropfen Lebensmittelfarbe, passend zum Duft

Das Salz in eine Schüssel geben, zuerst mit der Farbe gründlich vermischen, dann Öl und Duftstoff zugeben. Anschließend nach und nach restliche Pulver untermischen und in ein schönes Glas füllen.

TIPP: Zum Färben eignet sich auch farbige Tonerde ausgezeichnet.

SCHAUMBAD »CRYSTAL«

150 g Plantapon SF
17 g Betain (Kokosbetain)
20 g Dermofeel G10LW
ca. 3 bis 4 g Parfümöl nach Wahl
10 g Weingeist
Milch- oder Zitronensäure
2 bis 4 Tr. flüssige Farbstoffe nach Wahl

In einem Becherglas Dermofeel G10LW mit Parfümöl mischen. Weingeist zugeben, gründlich verrühren, bis die Mischung klar ist. Plantapon SF und Betain in einem zweiten Glas mischen und unter sanftem Rühren mit einem Spatel oder Löffel in die Duftmischung rühren. Farbstoff zugeben, untermischen und mit Milchsäure den pH-Wert auf 5,5 einstellen. Die kleinen Luftbläschen, die durch das Rühren entstanden sind, lösen sich nach kurzer Zeit vollständig auf.

Häufig gestellte Frage: Darf ich meine selbst gemachten Seifen und Badekosmetika verkaufen?

Diese Frage stellen sich viele Hobbysiederinnen, die alle ihre Rezeptideen umsetzen. In absehbarer Zeit wird das Seifenlager überquellen. Da läge der Gedanke doch nahe, die Seifen auf Märkten oder im Internet zu verkaufen. Tun Sie es nicht! Der Verkauf von kosmetischen Produkten unterliegt den strengen Vorschriften der EU-Kosmetikverordnung. Wer sich nicht daran hält, muss mit empfindlichen Strafen rechnen. Wenn Sie nach einiger Zeit feststellen, dass Seifesieden für Sie mehr als nur ein Hobby ist, erkundigen Sie sich bei den zuständigen Behörden Ihrer Stadt oder Gemeinde. Vorher sollten Sie jedoch die EU-Kosmetikverordnung lesen. Das Dokument ist im Internet frei zugänglich. Ich kenne einige Frauen, die weder Kosten noch Mühen gescheut haben, aus Ihrem Hobby einen Beruf zu machen und heute damit erfolgreich sind.

Es gibt aber außerhalb der Kosmetikverordnung eine Möglichkeit, überzählige Seifenstücke loszuwerden. Sie dürfen Ihre selbst hergestellten Seifen und Badekosmetika innerhalb der Familie, im Freundes- und Arbeitskollegenkreis verschenken. Bedenken Sie dabei jedoch, dass die Produkthaftung immer bei Ihnen liegt. Wenn Sie also Kosmetika verschenken, schreiben Sie immer alle verwendeten Zutaten auf das Etikett und vergessen Sie auch die Farb- und Duftstoffe nicht. Manche Menschen reagieren auf bestimmte Parfümöle, ätherische Öle oder Farbstoffe sehr empfindlich. Daher sollte auch der Beschenkte genau wissen, was er verwendet. Handeln Sie verantwortungsbewusst und geben Sie niemals ganz frische Seife weiter. Sie sollte auf jeden Fall die Reifezeit bei Ihnen verbringen und sollte auch zuerst von Ihnen getestet werden. Erst wenn sie ausgereift, trocken, getestet und sachgerecht verpackt ist, darf sie den Besitzer wechseln.

Tabelle 1: Fettsäuren im Überblick

			Schaumstabilität							
	Schaumvolumen									
					Pflege					
	Reinigung									
	Härte									
Pflanzenöl	**Laurinsäure**	**Myristinsäure**	**Palmitinsäure**	**Stearinsäure**	**Rizinolsäure**	**Ölsäure**	**Linolsäure**	**Linolensäure**	**UVS**	**Jodzahl**
Aprikosenkernöl	0,0	0,0	5,0	2,0	0,0	66,0	26,0	0,0	1,0	102
Arganöl	0,0	4,0	12,0	6,0	0,0	45,0	35,0	0,0	1,0	98
Avocadoöl	0,0	0,0	18,0	1,0	0,0	60,0	13,0	0,0	4,0	80
Babassuöl	50,0	20,0	0,0	3,0	0,0	12,0	1,0	0,0	1,0	13
Baumwollsaatöl	0,0	1,0	23,9	2,7	0,0	18,2	52,4	0,4	0,0	109
Borretschsamenöl	0,0	0,0	11,0	4,0	0,0	16,0	38,0	21,0	1,0	141
Calophyllumöl	0,0	0,0	12,0	19,0	0,0	45,0	20,0	0,0	0,0	90
Chaulmoograöl	0,0	0,0	5,0	10,0	0,0	4,0	0,0	0,0	0,0	100
Cupuacubutter	0,0	0,0	7,0	33,0	0,0	40,0	4,0	0,0	2,0	45
Distelöl	0,0	0,0	6,0	2,0	0,0	10,0	79,0	0,0	1,0	145
Erdnussöl	0,0	0,0	10,0	3,1	0,0	55,0	25,3	0,0	0,0	95
Hanföl	0,0	0,0	6,0	2,0	0,0	12,0	60,0	28,0	1,5	154
Haselnussöl	0,0	0,0	5,0	2,0	0,0	78,0	6,0	0,0	0,0	86
Johannisbeersamenöl	0,0	0,0	0,0	0,0	0,0	11,0	47,0	28,0	2,0	167
Jojoba	0,0	0,0	0,0	0,0	0,0	12,0	0,0	0,0	49,0	85
Kaffeebohnenöl	0,0	0,0	38,5	9,0	0,0	9,0	39,5	0,0	0,0	88
Kakaobutter	0,0	0,0	27,0	34,0	0,0	33,5	2,0	0,5	0,0	37
Kiwisamenöl	0,0	0,0	5,0	2,0	0,0	11,0	15,0	65,0	1,3	123
Kokosöl	46,6	19,0	10,0	3,0	0,0	8,2	2,1	0,0	0,0	9
Kokumbutter	0,0	0,0	4,2	56,0	0,0	36,0	4,0	0,0	0,0	36
Kukuinussöl	0,0	0,0	6,4	0,0	0,0	13,9	46,6	33,2	1,0	155
Kürbiskernöl	0,0	0,0	11,4	5,4	0,0	31,8	49,5	0,0	0,0	123

Leinsamenöl	0,0	0,0	5,5	3,5	0,0	18,5	18,0	55,0	0,0	187
Lorbeeröl	23,0	0,0	14,0	2,0	0,0	37,0	25,0	2,0	0,0	87
Macadamianussöl	0,0	0,0	9,1	2,2	0,0	60,0	2,0	0,0	0,0	30
Maiskeimöl	0,0	0,0	14,0	3,0	0,0	31,0	52,0	1,0	0,0	119
Mandelöl	0,0	0,0	6,7	1,7	0,0	66,4	21,0	0,0	0,0	95
Mangobutter	0,0	0,0	6,5	42,5	0,0	45,0	3,0	0,0	0,0	60
Marulaöl	0,0	0,0	11,0	7,3	0,0	75,0	4,4	0,0	0,0	75
Mohnsamenöl	0,0	0,0	9,0	4,0	0,0	30,0	70,0	0,0	0,0	165
Nachtkerzenöl	0,0	0,0	8,0	2,0	0,0	12,0	75,0	12,0	0,0	151
Olivenöl	0,0	0,0	16,0	1,5	0,0	67,0	12,0	0,0	0,0	84
Palmkernöl	47,0	16,4	8,9	2,1	0,0	16,6	3,0	0,0	0,0	17
Palmöl	0,0	1,0	45,0	8,0	0,0	38,0	10,0	0,5	0,0	52
Pfirsichkernöl	0,0	0,0	5,4	2,7	0,0	64,0	25,0	0,0	1,0	102
Rapsöl	0,0	0,0	4,7	1,6	0,0	58,8	19,6	9,2	0,0	107
Reiskeimöl	0,0	0,0	15,0	3,0	0,0	50,0	35,0	0,0	5,0	98
Rizinusöl	0,0	0,0	1,6	1,5	82,7	3,6	5,0	0,0	0,0	145
Sesamöl	0,0	0,0	8,0	6,0	0,0	39,0	45,0	0,0	0,0	110
Sheabutter	0,0	0,0	4,0	43,0	0,0	46,0	5,6	0,0	5,0	59
Sojaöl	0,0	0,0	11,0	3,6	0,0	24,0	54,0	6,4	0,0	130
Sonnenblumenöl	0,0	0,0	7,0	4,0	0,0	25,0	65,0	0,0	0,0	128
Teesamenöl	0,0	0,0	9,0	1,0	0,0	80,0	8,0	0,0	0,0	83
Traubenkernöl	0,0	0,0	7,4	3,9	0,0	15,6	72,0	0,0	0,0	125
Walnussöl	0,0	0,0	7,0	2,0	0,0	17,0	60,0	13,0	0,0	147
Weizenkeimöl	0,0	0,0	18,0	1,3	0,0	22,0	51,0	6,4	0,0	121
Wildrosenöl	0,0	0,0	3,3	0,0	0,0	14,7	45,9	34,2	0,0	160

UVS: Unverseifbare Bestandteile

Anmerkung Tabelle 1:
Bienenwachs und Lanolin sind aufgrund ihrer speziellen Zusammensetzung nicht in dieser Liste enthalten. Ersteres enthält vorwiegend Wachsester, die die Seife härten, Letzteres enthält vorwiegend Sterole, die die Seife mit Pflegestoffen anreichern.

Tabelle 2: Verseifungszahlen der Pflanzenöle

Pflanzenöl	Jodzahl	VZ KOH	VZ NaOH
Aprikosenkernöl	102	192	0,1369
Arganöl	98	195	0,1390
Avocadoöl	80	183	0,1305
Babassuöl	13	247	0,1761
Baumwollsaatöl	109	194	0,1383
Bienenwachs	11	97	0,0692
Borretschsamenöl	141	191	0,1362
Calophyllumöl	90	197	0,1404
Chaulmoograöl	100	206	0,1469
Cupuacubutter	45	189	0,1347
Distelöl	145	194	0,1383
Erdnussöl	95	191	0,1362
Hanföl	154	192	0,1369
Haselnussöl	86	192	0,1369
Johannisbeersamenöl	167	196	0,1397
Jojoba	85	93	0,0663
Kaffeebohnenöl	88	172	0,1226
Kakaobutter	37	194	0,1383
Kiwisamenöl	123	196	0,1397
Kokosöl	9	252	0,1797
Kokumbutter	36	188	0,1340
Kukuinussöl	155	193	0,1376
Kürbiskernöl	123	191	0,1362
Lanolin	32	105	0,0749
Leinsamenöl	187	192	0,1369
Lorbeeröl	87	203	0,1447
Macadamianussöl	30	194	0,1383
Maiskeimöl	119	191	0,1362
Mandelöl	95	195	0,1390
Mangobutter	60	188	0,1340
Marulaöl	75	187	0,1333
Mohnsamenöl	165	193	0,1376
Nachtkerzenöl	151	192	0,1369
Olivenöl	84	191	0,1362
Palmkernöl	17	232	0,1654
Palmöl	52	199	0,1419
Pfirsichkernöl	102	191	0,1362
Rapsöl	107	175	0,1248
Reiskeimöl	98	187	0,1333
Rizinusöl	145	194	0,1383
Sesamöl	110	193	0,1376
Sheabutter	59	188	0,1340
Sojaöl	130	192	0,1369
Sonnenblumenöl	128	190	0,1355
Teesamenöl	83	192	0,1369
Traubenkernöl	125	188	0,1340
Walnussöl	147	192	0,1369
Weizenkeimöl	121	188	0,1340
Wildrosenöl	160	191	0,1362

VZ KOH: Verseifungszahl für Kaliumhydroxid (S. 15 f.)
VZ NaOH: Verseifungszahl für Natriumhydroxid (S. 15 f.)

Anmerkung Tabelle 2:
Die Verseifungszahlen sind Durchschnittswerte.
Als Informationsquelle diente vorwiegend das Buch »Lexikon der pflanzlichen Fette und Öle« (2008).

Anmerkung Tabelle 3:
Die angegebenen Werte sind rechnerisch ermittelt. Sie können als Anhaltspunkt dienen, um die Seifeneigenschaften anhand der ausgewählten Öle besser einschätzen zu können. Bienenwachs und Lanolin sind aufgrund ihrer speziellen Zusammensetzung nicht in dieser Liste enthalten. Ersteres enthält vorwiegend Wachsester, die die Seife härten, Letzteres enthält vorwiegend Sterole, die die Seife mit Pflegestoffen anreichern.
*Jojobaöl bringt bedingt durch den hohen Anteil Unverseifbares sehr viel mehr Pflege in die Seife, als der Wert in der Tabelle angibt (siehe auch Tabelle 1).

Tabelle 3: Eigenschaften der Pflanzenöle in der Seife

Pflanzenöl	Härte	Reinigung	Pflege	Schaum-volumen	Schaum-stabilität
Aprikosenkernöl	7	0	92	0	7
Arganöl	22	4	80	4	18
Avocadoöl	19	0	73	0	19
Babassuöl	73	70	13	70	3
Baumwollsaatöl	27	1	75	1	26
Borretschsamenöl	15	0	75	0	15
Calophyllumöl	31	0	65	0	31
Chaulmoograöl	15	0	4	0	15
Cupuacubutter	40	0	44	0	40
Distelöl	8	0	89	0	8
Erdnussöl	13	0	80	0	13
Hanföl	8	0	100	0	8
Haselnussöl	7	0	84	0	7
Johannisbeersamenöl	0	0	86	0	0
Jojobaöl	0	0	12*	0	0
Kaffeebohnenöl	47	0	48	0	47
Kakaobutter	61	0	36	0	61
Kiwisamenöl	7	0	91	0	7
Kokosöl	79	66	10	66	13
Kokumbutter	60	0	40	0	60
Kukuinussöl	6	0	93	0	6
Kürbiskernöl	16	0	81	0	16
Leinsamenöl	9	0	91	0	9
Lorbeeröl	39	23	64	23	16
Macadamiaöl	11	0	62	0	11
Maiskeimöl	17	0	84	0	17
Mandelöl	8	0	87	0	8
Mangobutter	49	0	48	0	49
Marulaöl	18	0	79	0	18
Mohnsamenöl	13	0	100	0	13
Nachtkerzenöl	10	0	99	0	10
Olivenöl	18	0	79	0	18
Palmkernöl	74	63	20	63	11
Palmöl	54	1	49	1	53
Pfirsichkernöl	8	0	89	0	8
Rapsöl	6	0	88	0	6
Reiskeimöl	18	0	85	0	18
Rizinusöl	3	0	9	0	3
Sesamöl	14	0	84	0	14
Sheabutter	47	0	52	0	47
Sojaöl	15	0	84	0	15
Sonnenblumenöl	11	0	90	0	11
Teesamenöl	10	0	88	0	10
Traubenkernöl	11	0	88	0	11
Walnussöl	9	0	90	0	9
Weizenkeimöl	19	0	79	0	19
Wildrosenöl	3	0	95	0	3

Bezugsquellen

Allerlei Praktisches
Onlineshop in der Schweiz, klassische Rohstoffe für Kosmetik- und Naturseifenherstellung, Zubehör, Seifenformen und eine große Auswahl an Parfümölen aus USA, Lieferung auch nach Deutschland
www.allerlei-praktisches.ch

aleXmo-cosmetics
Umfangreiches Sortiment an kosmetischen Rohstoffen. Darunter einige Besonderheiten, die nur selten erhältlich sind wie z. B. Sodium PCA, Euxyl PE 9010 (Chemikons 9010), Dermofeel G10LW, TegoCare CG90 usw.
www.alexmo-cosmetics.de

Aroma-Zentrum
Große Auswahl an Hydrolaten und ätherischen Ölen, auch Pflanzenöle, Basis-Rohstoffe und Zubehör zählen zum Sortiment.
www.aroma-zentrum.de

BaccaraRose
Umfangreiches, ständig wachsendes Sortiment kosmetischer Rohstoffe, ätherischer Öle und Pflanzenöle (viele auch in Bio-Qualität), Lieferung in alle EU-Länder.
www.baccararose.de

behawe Naturprodukte
Umfangreiches und ständig wachsendes Sortiment kosmetischer Rohstoffe, Verpackungsmaterial, Zubehör und Formen für die Seifenherstellung, Pflanzenöle, ätherische Öle, Parfümöle, einige Rohstoffe gibt es auch als Probiergröße, Lieferung in alle EU-Länder und die Schweiz.
www.behawe.com

Biologie Bedarf Thorns
Online-Shop für Laborbedarf, hier finden Sie die wichtigsten Geräte, wie Bechergläser, Schutzbrillen, Gummihandschuhe, pH-Teststreifen, Fantaschale und Mörser.
www.biologie-bedarf.de

Cosmopura
Sehr große Auswahl an Seifenformen und -stempeln, gut sortiertes Sortiment an Pflanzenölen, Parfümölen, ätherischen Ölen, Kosmetikfarben und Zubehör.
www.cosmopura.de

Essence pur
Außergewöhnlich große Auswahl an ätherischen Ölen und Hydrolaten, weiterhin Pflanzenöle auch in Bio-Qualität und einige ausgewählte Rohstoffe für Naturkosmetik, Lieferung in alle EU-Länder und in die Schweiz.
www.essence.de

Gläser und Flaschen
Online-Shop für Glasverpackungen, Flaschen in z.T. witzigen Formen für Bade- oder Massageöl, formschöne Gläser für Badesalz, einige Cremedosen.
www.glaeserundflaschen.de

Gracefruit
Onlineshop in Großbritannien, große Auswahl an Parfümölen zur Seifenherstellung, Pflanzenöle, ausgewählte Rohstoffe zur Kosmetikherstellung, akzeptiert wird PayPal und Kreditkarte.
www.gracefruit.com

Kern & Sohn GmbH
Onlineshop für Waagen und Gewichte. Das Sortiment reicht von preiswerten Taschenwaagen bis zu hochwertigen Präzisionswaagen.
www.kern-sohn.com

Macsoapy
Sehr große Auswahl an Parfümölen (auch allergenfreie Düfte) und Seifenfarben, weiterhin Honigpulver, Buttermilchpulver, Tussahseide, Tonerden, Fruchtpulver und Seifenverpackung.
www.macsoapy.de

Manske GmbH
Große Auswahl an Seifenformen und Minimolds für Badekonfekt, Seifenfarben, Parfümöle, Pflanzenöle auch in Bio-Qualität, Butter und Wachse, verschiedene Milchpulversorten, einige ausgewählte Rohstoffe für Kosmetik.
www.gisellamanske.com

Omikron
Breites Sortiment kosmetischer Rohstoffe, Kosmetikfarben und Pigmente, ätherische Öle und Zubehör, Feinchemikalien.
www.omikron-online.de

Ölmühle Solling
Reiche Auswahl an Pflanzenölen für Seifen, Kosmetik und Küche.
www.oelmuehle-solling.de

Ronald Reike Spezialversand
Umfangreiches Sortiment an ätherischen Ölen, Hydrolaten und Pflanzenölen, ausgewählte Rohstoffe für Naturkosmetik.
www.naturrohstoffe.de

The Fragrancy
Sehr große Auswahl an Parfümölen, Seifenfarben und Verpackungsmaterial.
www.fragrancy.de

Tomopol
Onlineshop für preisgünstige Feinwaagen.
www.tomopol.de

Literatur

Brigitte Bräutigam: **Naturkosmetik Das Rezeptbuch – 160 Rezepte für Schönheit und Wellness.**
Köln 2012, ISBN 978-3-86647-724-7

Brigitte Bräutigam:
Lotion, Creme & Badeschaum. Natürliche Kosmetik selber machen.
Norderstedt 2010, ISBN 978-3-8391-9998-5

Brigitte Bräutigam:
Lexikon der kosmetischen Rohstoffe
Norderstedt 2010, ISBN 978-3-8391-3136-7

Susanne Fischer-Rizzi: **Himmlische Düfte: Das große Buch der Aromatherapie**
Aarau 2011, ISBN 978-3-0380-0579-7

Claudia Kasper:
Naturseife, das reine Vergnügen
Linz 2011, ISBN 978-3-902540-10-2

Sabine Krist, Gerhard Buchbauer, Carina Klausberger: **Lexikon der pflanzlichen Öle und Fette**
Wien 2008, ISBN 978-3-211-75606-5

Anne Schaaf, Fiona Diago von Frech:
Seifenwerkstatt: Pflegende Naturseifen aus eigener Küche – mit erprobten Rezepten
Stuttgart 2009, ISBN 978-3-7724-5525-4

Monika Werner, Ruth von Braunschweig:
Praxis Aromatherapie: Grundlagen – Steckbriefe – Indikationen
Stuttgart 2009, ISBN 978-3-8304-7299-5

Eliane Zimmermann: **Aromatherapie für Sie: Duftpflaster und Seelentröster: Die besten Öle zum Entspannen, Anregen, Heilen**
Stuttgart 2011, ISBN 978-3-8304-3993-6

Internetadressen

Naturseife

Bei Claudia Kasper finden Sie alles, was Sie über die Seifensiederei wissen müssen. Neben Basiswissen und Seifenrezepten bietet die Seite auch einen Seifenrechner.
www.naturseife.com

SoapCalc

Die englischsprachige Seite bietet einen guten Seifenrechner, mit dem Sie auch die Qualität Ihrer Seife berechnen können.
www.soapcalc.net

Soapisfaction

Diese nichtkommerzielle Website kümmert sich um alle gestalterischen Aspekte des Seifesiedens. Hier finden Sie Listen über verschiedene Parfümöle und Farben und ihr Verhalten bei der Verseifung. Außerdem werden verschiedene Marmorierungstechniken und Einbettungen erklärt.
www.soapisfaction.de.vu

Seifentreff

In diesem Forum dreht sich alles um handgesiedete Seifen. Einsteiger erhalten Tipps und Tricks für die eigene Rezeptplanung, welche Eigenschaften die verschiedenen Öle in der Seife haben und alles über den Umgang mit der Lauge, alles über Farben, Düfte und Formen. Ein kleiner Bereich für Naturkosmetik und Kräuter rundet das Angebot ab.
www.seifentreff.de

Hobby-Kosmetik

Hier finden Sie alle Informationen, die Sie zur Herstellung hochwertiger Kosmetikprodukte brauchen. Basisinformationen zum Aufbau von Emulsionen, Rührkurse für Cremes und Duschgele. Das umfangreiche Rohstofflexikon erklärt Ihnen, was in selbst gemachter Kosmetik drin ist. Rezepte für Gesichts- Körper- und Haarpflege runden das umfangreiche Angebot ab.
www.hobby-kosmetik.de

Danke

Mein besonderer Dank geht an die Firmen

Manske GmbH und
behawe-Naturprodukte

für die zuverlässige Belieferung mit Pflanzenölen, Seifenformen, Duft- und Farbstoffen sowie anderen Seifenzutaten. Ohne deren freundliche Unterstützung hätte ich die vielen Seifen, wie sie auf den schönen Fotos im Kapitel »Seifenrezepte« zu sehen sind, nicht herstellen können.